Kohlhammer

Die Autorin

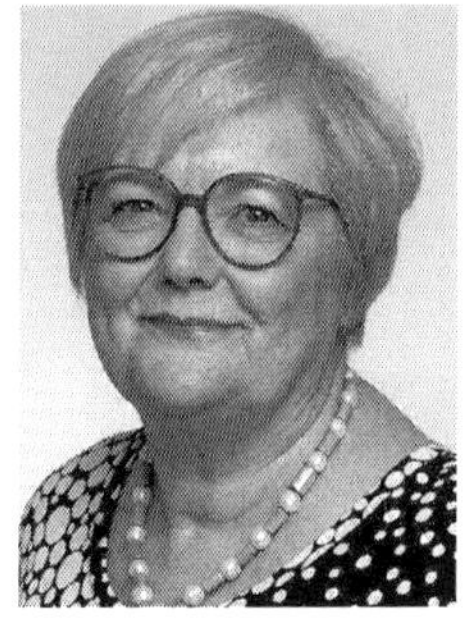

Dr. med. Heidemarie Haeske-Seeberg war von 2001 bis 2022 Bereichsleiterin Qualitätsmanagement und klinisches Risikomanagement der Sana Kliniken AG Ismaning. Jeweils mehrere Jahre war sie zuvor wissenschaftliche Mitarbeiterin des Deutschen Krankenhausinstituts e.V. Düsseldorf sowie Abteilungsleiterin der Ärztekammer Westfalen-Lippe. Ihr Wissen als Auditorin erwarb sie als Leitende Auditorin bei der LRQA, Köln. Als Gründungsmitglied der Gesellschaft für Qualitätsmanagement in der Gesundheitsversorgung e.V. ist sie seit mehreren Jahren deren Vorsitzende. Sie ist als Autorin mehrerer Monografien und zahlreicher Buchbeiträge, in mehreren wissenschaftlichen Beiräten, als Dozentin und im Aktionsbündnis Patientensicherheit aktiv. Sie war Mitglied in der Regierungskommission für eine moderne und bedarfsgerechte Krankenhausversorgung. Heute leitet sie die Stabsstelle Qualitätsnetzwerke der Sana Kliniken AG.

Heidemarie Haeske-Seeberg

Update Qualitätsmanagement – Neue Anforderungen durch die Krankenhausreform

Verlag W. Kohlhammer

1. Auflage 2026

Gesamtherstellung: W. Kohlhammer GmbH, Heßbrühlstr. 69, 70565 Stuttgart
produktsicherheit@kohlhammer.de

Print:
ISBN 978-3-17-046620-3

E-Book-Formate:
pdf: ISBN 978-3-17-046621-0
epub: ISBN 978-3-17-046622-7

Inhalt

Vorwort

Unser Gesundheitssystem ist behandlungsbedürftig. Zu lange hat die Politik sich mit wirklichen Strukturreformen schwergetan. Nachdem nun aber die Krankenhausreform in ihren groben Zügen beschlossen ist, ein Anpassungsgesetz mitten im Gesetzgebungsverfahren steckt und die Ambulantisierung mit verschiedenen Formen Fahrt aufnehmen soll, müssen Gesundheitseinrichtungen darauf reagieren. Und nun sollte es rasch gehen. Dadurch ist so manche gesetzliche Vorgabe noch nicht vollkommen ausgereift und wird wohl auch noch weitere Nachbesserungen erfahren. Das Vergütungssystem und die Leistungsgruppen, verbunden mit den Qualitätsanforderungen, sowie die Leitungskataloge zur Ambulantisierung werden sich in den nächsten Monaten und Jahren ebenfalls noch weiterentwickeln.

In dieser Gemengelage muss sich Qualitätsmanagement bewähren. Als Methode, deren Verfechter für sich in Anspruch nehmen, bei fundierter Anwendung Organisationen zukunftsfähig aufstellen zu können, kann sich jetzt beweisen, ob das stimmt.

Sofern Qualitätsmanager gut ausgebildet sind, verfügen sie über dafür relevante Kenntnisse und haben Erfahrungen mit Instrumenten wie Projektmanagement, Prozessmanagement und Changemanagement. All dies ist notwendig, um Organisationen rasch und fokussiert an neue Rahmenbedingungen anzupassen.

Bei der Vielfalt der geänderten Rahmenbedingungen wird deutlich, dass die Lösungen nicht allein von Qualitätsmanagern erarbeitet und umgesetzt werden können. Medizincontroller, Personalmanager, ärztliche und pflegerische Führungskräfte haben dabei wichtige Aufgaben zu erledigen.

Dieses Buch soll in einer Phase, in der Veränderungen rasch, vielfältig und radikal erarbeitet und umgesetzt werden müssen, Ideen geben: Auf was kommt es derzeit an? Wie könnte es sich weiterentwickeln? Wie wären sinnvolle Reaktionen darauf?

In diesem Buch wurde versucht, wesentliche Aspekte der Reform unseres Gesundheitssystems aufzuzeigen, verständlich zu beschreiben, vor den Verantwortlichen liegenden Aufgaben zu adressieren und Lösungswege zu skizzieren.

Heidemarie Haeske-Seeberg
im Oktober 2025

1 Die aktuellen Rahmenbedingungen im Gesundheitssystem

Das deutsche Gesundheitssystem ist in Bewegung. Verschiedene Rahmenbedingungen, die Auswirkungen auf die Qualität bzw. Qualitätssicherung und -steuerung haben, verändern den Handlungsrahmen und die Handlungsspielräume.

Zu nennen sind (▶ Abb. 1.1):

1. Die Krankenhausreform, niedergelegt im Wesentlichen im Krankenhausversorgungsverbesserungsgesetz (KHVVG), das 2024 verabschiedet wurde, zum 01.01.2025 in Kraft getreten ist und zahlreiche gesetzliche Regelungen enthält, die auf die Qualität Auswirkungen haben werden.
2. Die gesetzlichen, untergesetzlichen und behördlichen Vorgaben, die die Ambulantisierung vorantreiben sollen.
3. Der Launch des Bundes-Klinik-Atlasses (https://bundes-klinik-atlas.de) auf der Basis des Krankenhaustransparenzgesetzes (KHTG) vom 27.03.2024, der zwar in seiner gegenwärtigen Form noch keinen substanziellen Beitrag zur intendierten Unterstützung der Bevölkerung bei der Wahl eines geeigneten Krankenhauses bietet, sich jedoch in den nächsten Jahren weiterentwickeln wird.
4. Der Fachkräftemangel, der insbesondere durch die demografischen Gegebenheiten besteht und mit geeigneten Maßnahmen abgemildert, jedoch nicht vermieden werden kann.
5. Überbordende Bürokratie, die im Themenfeld der Qualitätssicherung ihren Höhepunkt im Rahmen der Nachweise für die Erfüllung der strukturellen Voraussetzungen für die abrechnungsrelevanten Operationen- und Prozedurenschlüssel (OPS) gegenüber dem Medizinischen Dienst findet.
6. Der noch immer festzustellende Rückgang stationärer Fallzahlen, der auch nach dem Abklingen der Covid19-Pandemie weiterhin anhält.
7. Die mangelnde Digitalisierung der deutschen Krankenhäuser, aber auch der ambulanten Leistungserbringer, gepaart mit mangelnder Interoperabilität und bestehender Datenschutzgesetzgebung und -auslegung.
8. Lieferengpässe, die sich nach der Pandemie eher verschärft haben.
9. Tarifvertragsbedingungen, deren ausgehandelte Vergütungssteigerungen bisher stets erst nach 2 Jahren Eingang in das Entgeltsystem gefunden haben.
10. Die Inflation, die alle Verbrauchs- und Investitionsgüter betrifft.

Alle diese Faktoren haben natürlich auch Einfluss auf Kooperationen zwischen ambulanten und stationären Leistungsanbietern, da sie nicht nur im stationären, sondern auch im ambulanten Sektor in vergleichbarer Weise bewältigt werden müssen.

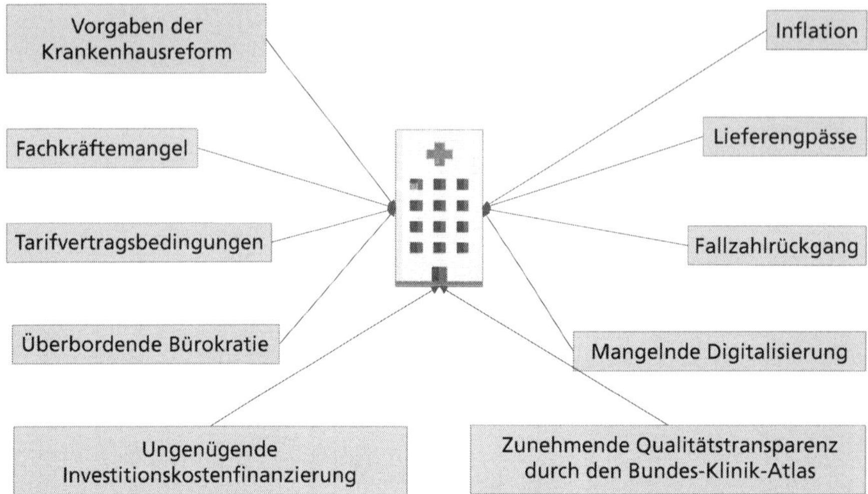

Abb. 1.1: Wesentliche gesellschaftliche Rahmenbedingungen, die Auswirkungen auf die Qualität bzw. Qualitätssicherung und -steuerung im Gesundheitswesen haben

Häufig beschworen wird ein Wandel unter der Prämisse »digital vor ambulant vor stationär«. Nur so seien die miteinander verwobenen Rahmenbedingungen zu bewältigen, um eine angemessene, also nach § 12 SGB V ausreichende, zweckmäßige und wirtschaftliche Leistungserbringung nicht nur aufrechtzuerhalten, sondern sie den Bedarfen und Bedürfnissen der Menschen anzupassen. Darauf müssen sich Gesundheitseinrichtungen vorbereiten und den Wandel proaktiv gestalten. Qualitätsmanagement mit seinen Instrumenten und gemeinsam mit den Techniken von Changemanagement, Projektmanagement und Prozessmanagement kann ein wirksames Hilfsmittel des Wandels sein.

2 Die Krankenhausreform mit dem Krankenhausversorgungsverbesserungsgesetz (KHVVG)

Mit dem Koalitionsvertrag »Bündnis für Freiheit, Gerechtigkeit und Nachhaltigkeit – Mehr Fortschritt wagen«, geschlossen 2021 zwischen den Koalitionsparteien SPD, FDP und Die Grünen für die Jahre 2021–2025, wurde ausdrücklich eine Krankenhausreform vereinbart. Als Ziele wurden dafür benannt:

Krankenhausplanung und -finanzierung

Mit einem Bund-Länder-Pakt bringen wir die nötigen Reformen für eine moderne und bedarfsgerechte Krankenhausversorgung auf den Weg. Eine kurzfristig eingesetzte Regierungskommission wird hierzu Empfehlungen vorlegen und insbesondere Leitplanken für eine auf Leistungsgruppen und Versorgungsstufen basierende und sich an Kriterien wie der Erreichbarkeit und der demographischen Entwicklung orientierende Krankenhausplanung erarbeiten. Sie legt Empfehlungen für eine Weiterentwicklung der Krankenhausfinanzierung vor, die das bisherige System um ein nach Versorgungsstufen (Primär-, Grund-, Regel-, Maximalversorgung, Uniklinika) differenziertes System erlösunabhängiger Vorhaltepauschalen ergänzt. Kurzfristig sorgen wir für eine bedarfsgerechte auskömmliche Finanzierung für die Pädiatrie, Notfallversorgung und Geburtshilfe.

Die von zahlreichen Organisationen und Experten im Gesundheitswesen immer wieder geforderte Auflösung der Sektorengrenzen wurde explizit nicht vereinbart. Trotzdem wurden einige weitreichende gesetzliche Regelungen geschaffen, die eine Veränderung der stationären Versorgung und insbesondere eine engere Verzahnung mit dem ambulanten Sektor nach sich ziehen.

Die in Koalitionsvertrag von 2021 angesprochene »Regierungskommission für eine moderne und bedarfsgerechte Krankenhausversorgung« wurde im Frühjahr 2022 gebildet und besetzt mit wissenschaftlich orientierten ExpertInnen, die bis zu ihrer Auflösung im März 2025 zu den Themen des Koalitionsvertrages 14 Stellungnahmen erarbeitet und veröffentlicht haben. Einige der Vorschläge der Kommission wurden aufgegriffen, andere entstanden in der Diskussion zwischen Bundes- und Landesebene. Nicht zuletzt wurden die Regelungen des KHVVG stark durch die zum Zeitpunkt der Erarbeitung von Stellungnahmen und Regelungen in Nordrhein-Westfalen bereits in der Umsetzung befindlichen Neuplanung der Krankenhausversorgung beeinflusst.

Wesentliche Vorschläge der Kommission wurden in der dritten Stellungnahme »Grundlegende Reform der Krankenhausvergütung« beschrieben (Regierungskommission 2022). Sie umfasst drei Säulen der Reform (▶ Abb. 2.1):

- die Einteilung der Krankenhausstandorte in Leveln
- die Vergabe von Leistungen in Leistungsgruppen statt in Fachgebieten
- die Vergabe einer Vorhaltevergütung

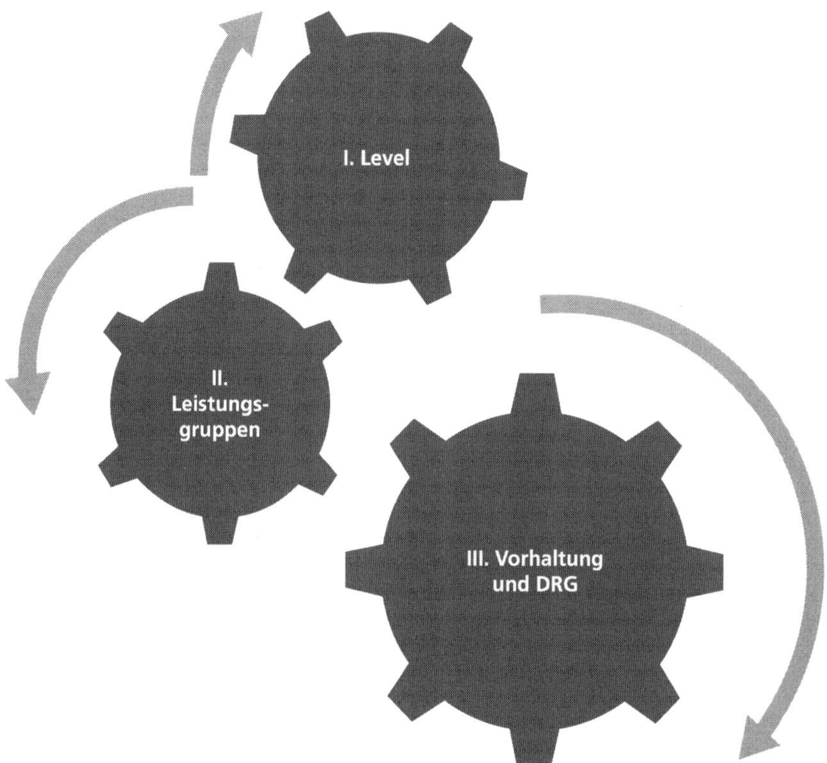

Abb. 2.1: Die drei von der Regierungskommission vorgeschlagenen Kernbestandteile einer Krankenhausreform (© Regierungskommission 2022, mit freundlicher Genehmigung)

Diese Vorschläge erhielten in der politischen Diskussion umfangreiche Modifikationen, die sich im KHVVG niederschlugen.

2.1 Die Mindestvoraussetzungen für Strukturqualität

Bereits in der dritten Stellungnahme wurde zudem angekündigt, dass »Mindestvoraussetzungen im Sinne einer mindestens erforderlichen Strukturqualität» erarbeitet werden sollten (Regierungskommission 2022). Diese finden sich für jede der 65 beschlossenen Leistungsgruppen in der Anlage 1 zum KHVVG. In der Tabelle »Qualitätskriterien für bestimmte Leistungsgruppen«, in der die Anforderungen aufgeführt werden, finden sich die entsprechenden Angaben (▶ Tab. 2.1).

Hier ist beschrieben, welche der jeweiligen Leistungsgruppe verwandte andere Leistungsgruppe am selben Standort erbracht werden muss bzw. welche in Kooperation mit anderen Gesundheitseinrichtungen erbracht werden darf. Dabei wird in der Tabelle danach unterschieden, welche der weiteren Leistungsgruppen als Mindestvoraussetzung vorhanden sein muss und welche – bei Vorliegen mehrerer Bewerbungen um die Erbringung dieser Leistungsgruppe – als zusätzliches Auswahlkriterium dienen. Wer also mehr Leistungsgruppen am Standort vorhält, wird bei der Bedarfsplanung bevorzugt werden.

Bei der sachlichen Ausstattung werden notwendig vorzuhaltende Großgeräte sowie diagnostische und labordiagnostische Möglichkeiten mit ihrer zeitlichen Verfügbarkeit ebenso definiert wie strukturelle Ausstattungsmerkmale. Diese gehen teilweise in detaillierte Anforderungen ein, wie z. B. in der Leistungsgruppe 8: »*Sofern allogene Stammzelltransplantationen durchgeführt werden: Einzelzimmer mit eigener Schleuse und kontinuierlichem Überdruck und gefilterter Luftzufuhr*«.

In den Tabellenabschnitten zur personellen Ausstattung werden zur Qualifikation sowohl die Mindestanzahl von jeweils spezifisch benannten Fachärzten als auch deren notwendige Verfügbarkeit sowie ggf. geforderte Zusatzweiterbildungen und Schwerpunktbezeichnungen benannt.

Solche Merkmale werden sowohl als Mindestvoraussetzung definiert als auch – für den Fall, dass es mehr Bewerbungen um die jeweilige Leistungsgruppe gibt, als vom Ministerium vorgesehen sind – als Auswahlkriterium. Erfüllt eine Einrichtung sowohl die Mindestvoraussetzungen als auch die Auswahlkriterien, soll es bei der Vergabe von Leistungsaufträgen bevorzugt werden.

Bei der »Erbringung verwandter Leistungsgruppen« wird ebenfalls in der Tabelle der Anlage 1 zum KHVVG definiert, welche zusätzlichen Leistungsgruppen – und damit auch die für diese vorgegebenen strukturellen Voraussetzungen – eine Einrichtung selbst vorhalten muss und welche sie auch ggf. in Kooperation mit einer anderen Einrichtung anbieten kann.

In der Rubrik »sonstige Struktur- und Prozessvoraussetzungen« ist dann noch aufgeführt, welche Anforderungen z. B. des Gemeinsamen Bundesausschusses in Bezug auf die gesamte Leistungsgruppe oder Teilmengen daraus erfüllt werden müssen. Hier gelten teilweise Vorgaben mit einem Stand, der genau definiert wird, wie z. B. in der Leistungsgruppe 18 Bauchaortenaneurysma: »*Erfüllung der Anforderungen gemäß den §§ 4 und 5 der Bekanntmachung eines Beschlusses des G-BA über eine Qualitätssicherungs-Richtlinie zum Bauchaortenaneurysma vom 13. März 2008*

Tab. 2.1: Tabellenstruktur der Anlage 1 zum KHVVG »Qualitätskriterien für bestimmte Leistungsgruppen«

Leistungsgruppen-Nummer	**Leistungsgruppe (LG)**	**Erbringung verwandter LG**		**Sachliche Ausstattung**	**Personelle Ausstattung**		**Sonstige Struktur- und Prozesskriterien**
		Standort	**Kooperation**		**Qualifikation**	**Verfügbarkeit**	

(BAnz Nr. 71, S. 1706), die zuletzt durch den Beschluss vom 6. Dezember 2023 (BAnz AT 29.01.2024 B4) geändert worden ist.« Gleiches gilt als weiteres Beispiel für die Leistungsgruppe 22 Herzchirurgie – Kinder und Jugendliche: *»Erfüllung der Anforderungen gemäß den §§ 4 und 5 und der Vorgaben gemäß § 6 der Bekanntmachung eines Beschlusses des G-BA über eine Richtlinie über Maßnahmen zur Qualitätssicherung der herzchirurgischen Versorgung bei Kindern und Jugendlichen gemäß § 137 Absatz 1 Nummer 2 SGB V vom 18. Februar 2010 (BAnz Nr. 89a – Beilage vom 16.06.2010), der durch Beschluss vom 21. Dezember 2023 (BAnz AT 15.02.2024 B5) geändert wurde«.*

Kommt es zu weiteren Änderungen durch den Gemeinsamen Bundesausschuss (G-BA), so kann es zu differierenden Anforderungen durch den Gesetzgeber und den G-BA kommen. Ein Nachvollzug einer Änderung durch den G-BA im weiteren Verlauf durch den Leistungsgruppenausschuss ist wegen der dort anderen Beteiligungsorganisationen und Stimmverhältnisse nicht unbedingt gegeben. Eine Entscheidung darüber, wie damit umgegangen werden soll, ist noch nicht bekannt. Ein Krankenhaus muss deshalb sowohl die Anforderungen aus der Version im Anhang 1 KHVVG und in der Folge die diese abändernden Entscheidungen des Leistungsgruppenausschusses, übernommen durch den Gesetzgeber, als auch die einer aktualisierten GBA-Richtlinie sowohl erfüllen als auch nachweisen.

Die für eine vom Krankenhaus beantragte Leistungsgruppe geltenden Voraussetzungen müssen vom Krankenhaus bereits zu Beginn der Beantragung erfüllt werden. Dies wird in einer Prüfung des MD nachzuweisen sein. Es sind jedoch auch alle Voraussetzungen der in der Rubrik »Erbringung verwandter Leistungsgruppen« benannten Leistungsgruppen zum Beantragungszeitpunkt und dann dauerhaft zu erfüllen. Ist in einer dieser Leistungsgruppen eine Voraussetzung nicht mehr erfüllt, tritt ein Dominoeffekt ein: Alle damit verbundenen Leistungen dürfen sodann auch nicht mehr erbracht werden. Von besonderer Relevanz sind hier die Leistungsgruppen 1 *Allgemeine Innere Medizin* und 14 *Allgemeine Chirurgie*, die in der überwiegenden Anzahl an Leistungsgruppen als Mindestvoraussetzung definiert sind.

Zusätzlich zu berücksichtigen sind etwaige landesrechtlich vorgesehene, weitere Qualitätsanforderungen, wie sie beispielsweise im Hamburgischen Krankenhausplan formuliert wurden (Freie und Hansestadt Hamburg 2021).

2.2 Meldung bei Nichterfüllung

Damit ist die Aufgabe verbunden, die notwendigen Ressourcen so zu steuern, dass stets alle Anforderungen aller auf diese Weise verbundenen Leistungsgruppen erfüllt werden können. Dies betrifft vermutlich vor allem die Anforderungen hinsichtlich der Pflegepersonaluntergrenzen. Hier muss bei der Personaleinsatzplanung genau darauf geachtet werden, dass diese tagesgleich eingehalten werden, da sich darauf die Prüfungen des Medizinischen Dienstes beziehen werden. Kann ein Qualitätskriterium länger als einen Monat nicht erfüllt werden, entsteht ein bürokratischer Aufwand durch die fällig werdenden Meldungen über eine vorübergehende Nichteinhaltung gemäß § 275a Abs. 4 Satz 2 KHVVG: »*Krankenhäuser, die an einem Krankenhausstandort ein nach § 135e Absatz 2 Satz 2 maßgebliches Qualitätskriterium für eine nach § 6a Absatz 1 Satz 1 des Krankenhausfinanzierungsgesetzes zugewiesene Leistungsgruppe über einen Zeitraum von mehr als einem Monat nicht erfüllen, haben dies unverzüglich auf elektronischem Wege mitzuteilen*«. Dies kann aber auch auftreten, wenn ein als Mindestvoraussetzung benötigter Facharzt mit einer der geforderten Qualifikationen die Einrichtung verlässt oder durch andere Umstände längere Zeit ausfällt. Aber auch der Ausfall oder eine notwendige Reparatur an einem Großgerät kann einen solchen Fall eintreten lassen. Der Wartung und Instandhaltung von Großgeräten kommt damit zukünftig eine existenzgefährdende Bedeutung für ein Krankenhaus zu, da solche Geräte auch vorübergehend nicht mehr durch andere ambulante oder stationäre Leistungsanbieter in Kooperation substituiert werden können, sofern dies nicht generell vorgesehen ist.

Für diese Meldungen, die an verschiedene Stellen gerichtet werden müssen, nämlich an

- die für die Krankenhausplanung zuständige Landesbehörde,
- die Landesverbände der Krankenkassen und Ersatzkassen sowie
- den zuständigen Medizinischen Dienst,

sollte unbedingt ein Prozess definiert werden, der die rechtzeitigen und richtigen Meldungen durch die Benennung von Verantwortlichkeiten, aber auch der Meldeadressen und -wege aller beteiligten Organisationen sicherstellt.

2.3 Qualität durch Strukturvorgaben

Mit dem KHVVG wurden für jede Leistungsgruppe einzuhaltende Vorgaben für die Strukturqualität beschlossen. Im Gegensatz zu den Strukturvorgaben des Gemeinsamen Bundesausschusses (G-BA), die stets über zahlreiche Seiten hinweg genau erläutern, welche Vorhaltungen von den Krankenhäusern zu erfüllen sind, wurden im KHVVG nur stichpunktartige Erläuterungen gegeben. Dies führt sicher zu zahlreichen Fragen sowohl seitens der Krankenhäuser als auch des Medizinischen Dienstes, dessen Aufgabe die Prüfung der Voraussetzungen für die Erteilung von Versorgungsaufträgen ist. Dieser Interpretationsspielraum ist deshalb von besonderer Bedeutung, weil an das Bestehen der Prüfung durch den Medizinischen Dienst die Erteilung eines Leistungsauftrages geknüpft ist.

Um in den Bundesländern eine gemeinsame Auslegung der Strukturvorgaben aus dem KHVVG durch die Mitarbeitenden des Medizinischen Dienstes zu unterstützen, hat der Medizinische Dienst am 24.05.2025 die »Richtlinie des Medizinischen Dienstes Bund nach § 283 Absatz 2 Satz 1 Nummer 3 SGB V» – die sog. LOPS-Richtlinie – veröffentlicht (Medizinischer Dienst Bund 2025). Aus dem Vorwort geht hervor: »*Die hier vorliegende LOPS-Richtlinie regelt die bereits seit Jahren etablierten OPS Strukturprüfungen und die mit der Krankenhausreform vorgesehenen Leistungsgruppenprüfungen. Sie ist die Grundlage für eine einheitliche Umsetzung der Prüfungen und leistet damit einen Beitrag zur Versorgungsqualität und Patientensicherheit. Die LOPS-Richtlinie löst die bisherige Richtlinie zu den OPS-Strukturprüfungen der Medizinischen Dienste ab.*«

Diese Richtlinie zu berücksichtigen, ist für die Vorbereitung einer MD-Prüfung unabdingbar.

2.4 Die Weiterentwicklung der Qualitätsvorgaben für Leistungsgruppen

Für die eindeutige Zuordnung der einzelnen Leistungen des DRG-Systems zu Leistungsgruppen beauftragte der Gesetzgeber das Institut für das Entgeltsystem im Krankenhaus GmbH (InEK) mit der Entwicklung eines Groupers, der diese Zuordnung vornimmt. Nach mehreren terminlichen Verzögerungen kam es im Februar 2025 zur Veröffentlichung dieses Groupers in der Version V1.0 (Institut für das Entgeltsystem im Krankenhaus GmbH (InEK) 2025). Nachdem im Gesetzgebungsprozess zu den 60 Leistungsgruppen, die aus den Konzepten der Krankenhausreform von Nordrhein-Westfalen übernommen wurden, fünf weitere Leistungsgruppen definiert wurden, zeigte sich, dass insbesondere diese bei der Zuordnung von Leistungen Schwierigkeiten verursachen (Lauterbach 2024). So benannte Minister Lauterbach zu diesem Zeitpunkt die »zwei bis drei Leistungsgruppen«, bei denen Schwierigkeiten gesehen werden: Kinderchirurgie und Notfallmedizin. InEK-Chef Frank Heimig sprach jedoch zeitgleich von vier oder gar allen fünf neuen Leistungsgruppen.

Aus diesem Grund umfasste die als V1.0 veröffentlichte Version des Leistungsgruppen-Groupers auch vier dieser fünf neuen Leistungsgruppen nicht. Da jedoch die Zuordnung von Leistungen im Grouper ein-eindeutig erfolgt, konnten viele Krankenhäuser in Vorbereitung auf die Antragstellungen und weitere Portfolioplanung so noch nicht berechnen, wie viele Leistungen sie jeweils pro Leistungsgruppe erbringen können. Es war also notwendig, dafür eine Lösung herbeizuführen. Im Rahmen der Koalitionsverhandlungen zwischen der CDU/CSU und der SPD wurde dann beschlossen, zunächst die Krankenhausplanung auf die 60 Leistungsgruppen zu beziehen, die in NRW entwickelt wurden, und nur eine der zusätzlichen Leistungsgruppen – die spezielle Traumatologie – hinzuzunehmen. Auch in den nächsten Jahren, bis zu einer im Koalitionsvertrag angekündigten Evaluation, sollen zunächst keine weiteren Leistungsgruppen hinzukommen, sodass eine vorläufig stabile Planungsgrundlage sowohl für die Landesministerien als auch für die Krankenhäuser entsteht.

Trotzdem gibt es in der aktuellen Version des Groupers noch zahlreiche Unklarheiten hinsichtlich der Leistungszuordnung z.B. bei internistischen Leistungsgruppen wie der Gastroenterologie oder Pneumologie. Ein Kernproblem liegt dabei in den Fachabteilungsschlüsseln: Nicht alle Bundesländer haben diese einheitlich vergeben – in manchen Fällen unterscheiden sie sich sogar von Klinik zu Klinik.

Zusätzlich ist es in diesem Zusammenhang auch notwendig, die Entwicklungen für ambulantes Operieren nach § 115b SGB V und ambulante Leistungen nach § 115f SGB V mit Hybrid-Vergütung zu beobachten, um eine zukunftsorientierte Portfolioplanung zu gewährleisten. Nur mit der Bewertung der jeweils aktuellen Informationen ist es möglich, Mengengerüste exakt zu berechnen und auf dieser Basis die Prozesse und daraus abgeleitet die benötigten Ressourcen anzupassen.

2.4.1 Der Leistungsgruppenausschuss

Die Zuweisung der Leistungsgruppen soll laut Koalitionsvertrag zum 01.01.2027 auf Basis der 60 + 1 Leistungsgruppen erfolgen. Dass es dabei auf Dauer bleiben wird, ist unwahrscheinlich. Ob die vier eigentlich noch vom Gesetzgeber vorgesehenen Leistungsgruppen in absehbarer Zeit auch definiert oder noch weitere entwickelt werden, ist ungewiss. Auf jeden Fall ist eine Weiterentwickelung der Leistungsgruppen und die Zuordnung von Leistungen zu diesen Gruppen schon wegen des medizinisch-technischen Fortschritts notwendig. Auch arbeitet die Arbeitsgemeinschaft der Wissenschaftlichen Medizinischen Fachgesellschaften e.V. (AWMF) in ihrer Ad-hoc-Kommission Versorgungsstrukturen daran, die Zuordnungen und Qualitätsvoraussetzungen als Zuarbeit für den Leistungsgruppenausschuss nach ihren Vorstellungen zu definieren.

Um diese Weiterentwicklung zu gewährleisten, sieht der Gesetzgeber in § 135e SGB V *Mindestanforderungen an die Qualität der Krankenhausbehandlung, Verordnungsermächtigung* einen Bund-Länder-Ausschuss, meist als Leistungsgruppenausschuss benannt, vor (► Abb. 2.2).

Geleitet wird dieser Ausschuss gemeinsam von Vertretern des Bundesministeriums für Gesundheit (BMG) und Vertretern aller obersten Landesgesundheitsbehörden. Diese beraten mit Vertretern der Deutschen Krankenhausgesellschaft e.V. (DKG), der Bundesärztekammer (BÄK), des Verbandes der Universitätskliniken (VUD) und den Berufsorganisationen der Pflegeberufe auf der einen Seite. In gleicher Zahl werden andererseits Vertreter des Spitzenverbandes der Gesetzlichen Krankenkassen (GKV-SV) an den Beratungen beteiligt. Eine Mitberatung ohne Stimmrecht kann durch Vertreter einschlägiger Patientenorganisationen nach § 140f SGB V, den Medizinischen Dienst Bund und sachverständige Einzelpersonen wahrgenommen werden.

Nicht regelhaft ist laut KHVVG die AWMF in die Arbeit eingebunden. Sie wird im Auftrag des Ausschusses zu speziellen Fragestellungen angefragt, wenngleich sie permanent in den 14-tägigen Sitzungen des Ausschusses vertreten ist. Der Aus-

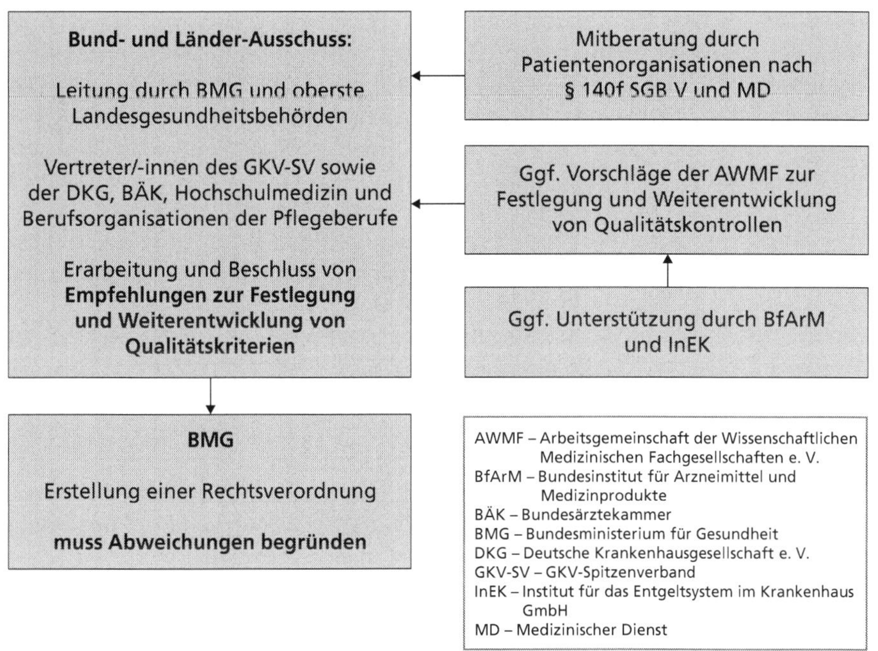

Abb. 2.2: Die Arbeitsweise des Bund-Länder-Ausschusses (Leistungsgruppenausschuss)

schuss holt als Diskussionsgrundlage für Veränderungen der Qualitätsanforderungen bei Bedarf zunächst einen Vorschlag der AWMF ein. Wenn dies als notwendig erscheint, wird der Ausschuss bzw. die AWMF unterstützt vom Bundesinstitut für Arzneimittel und Medizinprodukte (BfArM) und dem Institut für das Entgeltsystem im Krankenhaus GmbH (InEK).

Ziel ist es, mit den festgelegten Qualitätskriterien, die den aktuellen Stand der medizinisch- wissenschaftlichen Erkenntnisse berücksichtigen sollen, zu einer leitliniengerechten, qualitativ hochwertigen und für Patienten sicheren medizinischen Versorgung beizutragen (§ 135e Abs. 1 SGB V).

Die Abstimmungen in diesem Gremium haben für das BMG lediglich beratenden Charakter. Letztendlich legt das BMG gemäß § 135e Abs. 1 SGB V mit Zustimmung des Bundesrates in einer Rechtsverordnung fest,

- welche Leistungsgruppen es gibt,
- welche Qualitätsvoraussetzungen für diese gelten,
- ob diese von jedem für eine Leistungsgruppe ermächtigten Standort zu erfüllen sind oder
- ob diese in Kooperation und Verbünden – und, wenn ja, wie lange oder auf Dauer – erbracht werden können.

Details zur Zusammenarbeit im Ausschuss sollten bis zum 12.04.2025 von diesem in einer Geschäftsordnung festgelegt werden, anderenfalls sollte eine Ersatzvornahme durch das BMG erfolgen. Eine Geschäftsordnung konnte nicht termingerecht, wie im Gesetz vorgesehen, geeint werden, eine Ersatzvornahme erfolgte dennoch nicht. Die Geschäftsstelle des Ausschusses wurde beim Gemeinsamen Bundesausschuss (G-BA) zeitgerecht eingerichtet. Trotz der zunächst fehlenden Geschäftsordnung arbeitet der Leistungsgruppenausschuss regelmäßig. Seine Arbeitsergebnisse sollten von jedem Krankenhaus regelmäßig beobachtet und bewertet werden.

Weicht das BMG beim Erlass der Rechtsverordnung gemäß § 135e Abs. 1 SGB V von den Empfehlungen des Leistungsgruppenausschusses ab, hat es dem Ausschuss die Gründe für die Abweichung vor dem Erlass der Rechtsverordnung darzulegen. Das zog nach der konstituierenden Sitzung des Ausschusses am 28.01.2025 zunächst eine Debatte um die Stimmrechtsverteilung und die benötigten Mehrheiten für ein Votum nach sich, die bisher nicht abgeschlossen ist.

Sofern im Rahmen der Arbeit mit der Rechtsverordnung zukünftig zusätzliches Personal z. B. mit erweiterten Qualifikationen oder auch weitere medizin-technische Geräte gefordert werden, müssen auch die bereits ermächtigten Krankenhäuser diese erfüllen. Ob und durch welchen Mechanismus es dabei zu ausreichenden Übergangsfristen oder zu den notwendigen finanziellen Investitionskostenfinanzierungen kommen wird, ist derzeit noch unklar.

Die Rechtsverordnung sollte in einer ersten Version erstmals bis zum 31.03.2025 mit Wirkung ab dem 01.01.2027 erlassen werden. Dieser Termin konnte allerdings nicht gehalten werden. Das Erscheinen und die Weiterentwicklung der Rechtsverordnung muss von jedem Krankenhaus permanent beobachtet werden und die Erkenntnisse müssen in die Portfolioplanung einfließen.

Bis dahin bleiben jedoch die Probleme bei der Zuordnung von Leistungen zu Leistungsgruppen bestehen. Jede Krankenhausleistung kann nur eineindeutig einer Leistungsgruppe zugeordnet werden. Das zieht nach sich, dass das Leistungsspektrum eines Krankenhauses nicht realistisch abgebildet wird. So wird z. B. für die Geriatrie und die Palliativmedizin befürchtet, dass deren Leistungen nur unvollständig erkennbar werden. Dies kann zu Problemen bei der Einhaltung der vom Gesetzgeber in § 135f Abs. 1 des KHVVG vorgesehenen Mindestvorhaltezahl führen.

2.5 Leistungsgruppen und Bundes-Klinik-Atlas

Die Zuordnung von Leistungen zu Leistungsgruppen beeinflusst auch wesentlich die Darstellung des Leistungsspektrums eines Krankenhauses im gesetzlich vorgesehenen Qualitätsbericht und die Darstellung im Bundes-Klinik-Atlas (https://bundes-klinik-atlas.de).

Im Bundes-Klinik-Atlas werden Krankenhäuser für die jeweils gewählte Indikationsstellung unter anderem nach der Anzahl der Behandlungsfälle gerankt. Dies soll der Darstellung der vorhandenen Erfahrungen dienen und die Auswahl eines geeigneten Krankenhauses für Patienten und ihre Angehörigen unterstützen: *»Die*

Zahl der Behandlungsfälle kann Nutzerinnen und Nutzer beim Vergleich von Krankenhäusern unterstützen. Hohe Fallzahlen können auf besonders spezialisierte Krankenhäuser hindeuten.« Basis für diese Darstellung sind jedoch die Abrechnungsdaten auf der Basis des § 21 Abs. 3d Satz 3 Krankenhausentgeltgesetz (KHEntgG), die von den Krankenhäusern an das InEK geliefert werden. Verändern sich diese mit dem Ziel, den Anforderungen des KHVVG zu entsprechen, werden verschiedene bisher dargestellte Leistungen nicht mehr sichtbar. Dies betrifft z.B. Leistungen der Schmerzmedizin, für die es bisher keine Leistungsgruppe gibt. Um den Sachverhalt zu verdeutlichen, haben mehrere wissenschaftliche Fachgesellschaften gemeinsam die durch die fehlende Leistungsgruppe entstehenden Risiken für die betroffenen Patientengruppe aufgezeigt (Deutsche Schmerzgesellschaft 2025). Sie beschreiben, dass

- fast alle Krankenhausstandorte, die sich auf die Behandlung von Menschen mit chronischen Schmerzen spezialisiert haben, eine interdisziplinäre multimodale Schmerztherapie (IMST) erbringen,
- die Qualität der Vorhaltung und Durchführung einer IMST bereits jetzt ausreichend über die Struktur- und Mindestkriterien der OPS-Komplexkodes gesichert wird,
- eine höhere Fallzahl nicht für ein höheres Qualitätsniveau steht und
- die geplante Krankenhausreform mit ihrem Leistungsgruppensystem daher lediglich die bereits qualitativ auf hohem Niveau stattfindende Schmerzmedizin gefährdet, ohne zu einer Qualitätsverbesserung in der Schmerzmedizin beizutragen,

da nach dem KHVVG die Zuweisung von Leistungsgruppen und die Erfüllung von deren Qualitätskriterien Voraussetzung für die weitere Abrechenbarkeit ist.

2.6 Leistungsgruppen und Personalanforderungen

Auf jeden Fall werden die Qualitätsanforderungen aus Anlage 1 des KHVVG bis zu deren ggf. erfolgenden Anpassung durch den Leistungsgruppenausschuss gültig. So werden auch die Anforderungen an das vorzuhaltende Personal und deren Anrechenbarkeit für verschiedene Leistungsgruppen bis dahin unverändert weitergelten. Da dies nicht mit Zahlen verprobt wurde, kann es hier zu Engpässen in der Versorgung kommen. So wurden beispielsweise vom Bundesverband Geriatrie die Ergebnisse einer Umfrage veröffentlicht, die aufzeigt, dass mit den im KHVVG formulierten Anforderungen zahlreiche geriatrische Fachabteilungen diese Voraussetzungen nicht erfüllen können (Bundesverband Geriatrie 2025): »*Die Erhebung zeigt deutlich, dass nahezu 3/4 der Geriaterinnen und Geriater den Facharzt für Innere Medizin als Grundqualifikation besitzen. Die Neurologie ist mit nur rund 10 Prozent als Grundqualifikation vertreten und die Physikalische Medizin und Rehabilitationsmedizin spielen nur eine marginale Rolle. Zu bedenken ist zudem, dass die Vorgabe der Leistungsgruppe in der Spalte Verfügbarkeit zwei Fachärztinnen bzw. -ärzte dieser drei Grundqualifikationen fordert, wodurch der personelle Bedarf nochmals steigt. Damit wird deutlich, dass die aktuelle Definition der Leistungsgruppe Geriatrie für mindestens 80 Prozent der heutigen Geriatrien nicht erfüllbar ist.«*

Berechnet man das benötigte Personal, so ist zu beachten, dass bei nahezu allen Leistungsgruppen die Verfügbarkeit von fachärztlichem Personal jederzeit und mindestens als Rufdienst gewährleistet werden muss. Unabhängig davon, wie viele Fachärzte im KHVVG vorgesehen sind, ergibt sich daraus jedoch, dass für jede davon betroffene Leistungsgruppe 5–6 Fachärzte vorhanden sein müssen, um dauerhaft jederzeit mindestens einen Rufdienst gewährleisten zu können. Für die Leistungsgruppen 1 *Allgemeine Innere Medizin* und 14 *Allgemeine Chirurgie*, die Basisleistungen umfassen, gilt allerdings auch, dass die hier geforderten Fachärzte nicht bei anderen, spezielleren Leistungsgruppen angerechnet werden können. Daraus ergibt sich, dass bereits bei jeder weiteren beantragten Leistungsgruppe wie z. B. 4 *Komplexe Gastroenterologie,* ebenfalls 5–6 weitere Fachärzte zur Verfügung stehen müssen, um die dort ebenso geforderte jederzeitige Verfügbarkeit mindestens in Form von Rufdienst besetzen zu können. Dazu kommen spezielle Anforderungen an die Gebietsbezeichnungen, in der Leistungsgruppe 4 z. B.: *»Davon mindestens zwei FA Innere Medizin und Gastroenterologie, dritter FA kann FA aus dem Gebiet Innere Medizin sein«*. Angerechnet werden können diese Fachärzte höchstens in drei Leistungsgruppen, was die Personalanforderungen nochmals erhöhen kann (▸ Abb. 2.3).

Die in Abbildung 2.3 dargestellte Anzahl mindestens benötigter Fachärzte stellt für Krankenhäuser der Maximalversorgung, die neben den allgemeinen auch zahlreiche spezielle Leistungsgruppen erbringen wollen, um z. B. ihrer Aufgabe in Forschung und Lehre nachkommen zu können, eine durchaus realistische Aufstellung dar. Wegen der im KHVVG vorgesehenen Beschränkung auf bis zu 40 Wochenstunden, in zahlreichen Krankenhäusern jedoch vertraglich vereinbarten z. B. 38,5 Wochenstunden für das Personal sowie weiteren Anforderungen durch das Arbeitszeitgesetz ergab sich dabei zunächst – wie bereits ausgeführt – eine noch wesentlich höhere Anzahl von Fachpersonal. Im Koalitionsvertrag 2025 ist jedoch vorgesehen, dass zukünftig 38,5 Wochenstunden als Vollzeitäquivalent gelten sollen.

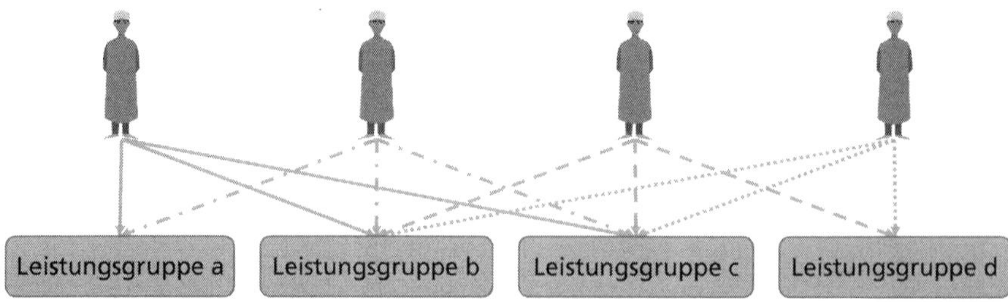

Abb. 2.3: Anrechenbarkeit von Fachärzten mit vorgegebener Qualifikation auf bis zu höchstens 3 Leistungsgruppen

Für ggf. beantragte vier spezielle Leistungsgruppen werden wegen der Anrechenbarkeit vier Fachärzte benötigt. Für fünf Leistungsgruppen werden fünf Fachärzte benötigt. Das gleiche gilt für den Sprung von sechs auf sieben Leistungsgruppen analog. Dabei ist immer auch auf ggf. in Anlage 1 aufgeführte besondere Qualifikationen zu achten.

Um einen Nachweis für den regelrechten Einsatz entsprechend qualifizierten Personals zu erbringen, sieht die LOPS-Richtlinie vor (Medizinischer Dienst Bund 2025): »*Ist ein Beschäftigungsnachweis oder der Nachweis des aktuellen Stellenanteils zu erbringen, erfolgt dieser über ein Dokument, in dem alle Ärztinnen oder Ärzte aufgeführt sind, die für die Prüfungen relevant sind. Aus diesem Dokument muss hervorgehen, an welchem Standort die Ärztinnen oder Ärzte eingesetzt waren und mit wie vielen Wochenstunden sie im Prüfzeitraum am Standort beschäftigt waren. Sofern bei einem OPS-Kode spezifische Tätigkeitszeiten auf einer Station oder Einheit nachzuweisen sind, ist der diesbezügliche Stellenanteil aufzuführen.*« Die Richtlinie sieht auch noch andere Nachweisformen vor.

Mitarbeitende können also abwechselnd für verschiedene Leistungsgruppen eingesetzt und angerechnet werden, sofern die dafür notwendige Qualifikation vorliegt. Dies ist jedoch tagesgenau zu dokumentieren. Ein Wechsel der Aufgabengebiete in verschiedenen Leistungsgruppen kann sinnvoll sein, um die Qualifikation der Mitarbeitenden breit aufzustellen und dies aufrecht zu erhalten. Dies erhöht jedoch die Komplexität der Nachweise.

2.6.1 Die Pflegepersonaluntergrenzen des G-BA

In zahlreichen Leistungsgruppen wird laut Anlage 1 in der Rubrik »Sonstige Struktur- und Prozessvoraussetzungen« die Erfüllung von § 6 *Festlegung der Pflegepersonaluntergrenzen* der Pflegepersonaluntergrenzen-Verordnung (PpUGV) zur Voraussetzung für die Erbringung von Leistungsgruppen benannt. Dies betrifft zahlreiche medizinische Bereiche. Darin wird der Betreuungsschlüssel definiert, der für das jeweilige Fach in der Tag- und in der Nachtschicht gültig ist. Dieser liegt unterschiedlich zwischen 2:1 und 13:1 in der Tagschicht und 2:1 bzw. 30:1 in der Nachtschicht. Zusätzlich wird definiert, wie hoch der Anteil von Pflegehilfskräften an der Gesamtzahl der Pflegekräfte jeweils sein darf. Dieser Wert schwankt zwischen 0 und 10 %. Für die folgenden, als pflegesensitiv bezeichneten Bereiche in Krankenhäusern wurden Pflegepersonaluntergrenzen festgelegt:

- Intensivmedizin und pädiatrische Intensivmedizin
- Geriatrie
- Allgemeine Chirurgie, Unfallchirurgie und Orthopädie
- Innere Medizin und Kardiologie
- Herzchirurgie
- Neurologie
- Neurologische Schlaganfalleinheit
- Neurologische Frührehabilitation

- Jeweils unterschiedlich für die allgemeine, spezielle oder neonatologische Pädiatrie
- Gynäkologie und Geburtshilfe
- Hals-Nasen-Ohrenheilkunde und Urologie
- Rheumatologie
- Neurochirurgie

Da die PpUGV ohnehin für alle Krankenhäuser gültig ist, wird hier lediglich auf einen bereits bestehenden gesetzlichen Regelungstatbestand verwiesen. Allerdings muss darauf geachtet werden, inwieweit die hier aufgezeigten »Bereiche in Krankenhäusern« deckungsgleich sind mit den durch das KHVVG nunmehr definierten Leistungsgruppen. Hier ist ein differenziertes Dokumentations- und Überwachungssystem notwendig, wenn nicht ohnehin mehr als das mindestens geforderte Personal eingesetzt wird.

Anders als bei Festlegungen des G-BA wird im KHVVG nicht auf ein Erscheinungsdatum verwiesen, sodass davon auszugehen ist, dass die jeweils aktuelle Fassung übernommen wird und die Erwähnung im KHVVG bzw. SGB V nur als Verweis darauf gewertet werden darf. Ob dies so ist, sollte jedoch abschließend geklärt werden.

Die Pflegepersonaluntergrenzen finden keine Anwendung, soweit die jeweils geltenden und im Bundesanzeiger bekanntgemachten Beschlüsse des Gemeinsamen Bundesausschusses eine niedrigere Anzahl von Patientinnen und Patienten im Verhältnis zu einer Pflegekraft festlegen. Es ist also immer die jeweils höhere Personalzahl vorzuhalten. Auch hier sind Unterschiede möglich und müssen von den Krankenhäusern beobachtet und umgesetzt werden.

Krankenhäuser sollten nun abgleichen,

- ob in einer der zahlreichen GBA-Richtlinien eine andere Festlegung zur Pflegepersonalvorhaltung gemacht wurde als im KHVVG sowie
- welche Bereiche mit Leistungsgruppen deckungsgleich sind und welche nicht und ob die Festlegungen der Anlage 1 zum KHVVG dann auch für die in der PpUGV definierten Bereiche Gültigkeit haben.

Diese neu geschaffenen Rahmenbedingungen ziehen einen herausfordernden Steuerungsaufwand bei der Personaleinsatzplanung nach sich, der täglich beobachtet und realisiert werden muss.

2.6.2 Neue Anforderungen an das Personalmanagement

Auf das Personalmanagement kommen durch die zahlreichen neuen Vorgaben im Rahmen der Krankenhausreform im Zusammenspiel mit den bereits vorhandenen gesetzlichen und untergesetzlichen Vorgaben neue Aufgaben zu. So ist beim Ausscheiden eines fachärztlichen Mitarbeitenden darauf zu achten, dass – sofern nur die Mindestzahl an Personal vorgehalten wird – die freiwerdende Stelle lückenlos wiederbesetzt wird. Die Bemühungen um Personalgewinnung und um das Halten des Personals, aber auch die Nachfolgeplanung z. B. bei altersbedingtem Ausscheiden wird hier komplexer und wichtiger, insbesondere weil nicht nur die Anzahl der Fachärzte, sondern auch deren passgenaue Qualifikationen beachtet werden müssen.

Grundlage für ein den Anforderungen gerecht werdendes Personalmanagement kann nur eine IT-gestützte Personaldatenbank sein. Um den Nachweispflichten zu genügen, sind die Urkunden über die jeweils erworbenen Qualifikationen vollständig vorzuhalten. Dabei sind neben den Facharztqualifikationen auch Schwerpunktspezialisierungen und Zusatzweiterbildungen zu dokumentieren (▶ Abb. 2.4).

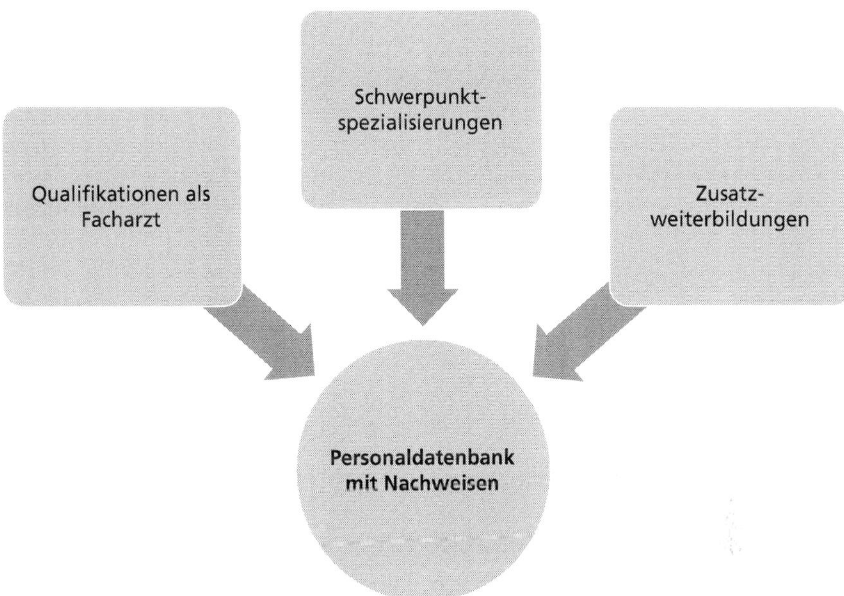

Abb. 2.4: Notwendige Qualifikationsdaten über fachärztliches Personal

Insbesondere die in vielen Leistungsgruppen geforderten ärztlichen Qualifikationen im Überblick zu halten, erfordert eine ständige Aktualisierung der personalisierten Qualifikationen. Dafür sollte es regelmäßige Abfrageroutinen und/oder funktionierende Meldewege geben, die in Arbeitsanweisungen definiert oder zukunftsweisender in IT-Anwendungen verankert werden. Da hier datenschutzrechtliche Vorgaben zu beachten sind, ist zu klären, wer befragt und wie konkret die Nachweisführung und Dokumentation erfolgt.

Die Komplexität der Einsatzplanung wird erhöht durch die Anrechenbarkeit von fachärztlichem Personal in mehreren Leistungsgruppen, jedoch mit abschließend definierten Facharztbezeichnungen und ggf. auch Schwerpunktbezeichnungen und Zusatzqualifikationen.

Insgesamt sollte bereits bei der Beantragung von Leistungsgruppen eine Inventur der beim aktuellen ärztlichen Personalstamm vorliegenden Qualifikationen und der vorhandenen Nachweise durchgeführt werden und daraus ein Qualifizierungsplan abgeleitet werden, um fehlende Qualifikationen zeitgerecht zur zu erwartenden Prüfung durch den MD vorhalten zu können.

Da im Rahmen der Prüfungen des Medizinischen Dienstes auch Personaleinsatzpläne geprüft werden, muss auch hier besondere Sorgfalt aufgewendet werden. Der nachträgliche Tausch von Einsatzzeiten zwischen Mitarbeitenden erhält eine höhere Komplexität und verdient besondere Beachtung, um nicht nur generell, sondern auch schichtbezogen alle Anforderungen nicht nur für die bereits aktuell gültigen Strukturvorgaben zu erfüllen, sondern auch für die beantragten und später zugewiesenen Leistungsgruppen. Die jeweils abschließenden, tatsächlich umgesetzten Einsatzpläne sind ebenso prüfungssicher aufzubewahren wie die Qualifikationsnachweise über Facharztstatus, Schwerpunkt- und Zusatzqualifikationen aller betreffenden Mitarbeitenden.

Für vorübergehende Ausfälle von Personal z. B. durch Langzeiterkrankungen oder Mutterschutzzeiten sollten die Fristen beachtet werden, ab wann nach § 275a Abs. 4 SGB V *Prüfungen zu Qualitätskriterien, Strukturmerkmalen und Qualitätsanforderungen in Krankenhäusern* eine Meldung über die Nichterfüllung für die Leistungserbringung zu erfolgen hat. Dies ist dann der Fall, wenn ein wesentliches Qualitätskriterium für mehr als einem Monat nicht erfüllt werden kann. Leistungen, die nach einem Monat nach Nichterfüllung erbracht werden, dürfen nicht mehr abgerechnet werden. Wie sich dies für Langzeitpatienten z. B. auf der Intensivstation darstellt, die sich zum Zeitpunkt der Nichterfüllung bereits in Behandlung befinden, ist unklar, da die Abrechnung ja stets erst nach der Entlassung des Patienten erfolgt.

2.6.3 Personalbemessung im pflegerischen Dienst

Krankenhäuser sind bereits seit dem vierten Quartal 2024 verpflichtet, Daten zum Pflegepersonalbedarf zu erheben und quartalsweise – erstmals zum 31.01.2025 – an das Institut für das Entgeltsystem im Krankenhaus (InEK) zu übermitteln. Das ist Gegenstand der Pflegepersonalbemessungsverordnung (PPBV), die am 01.07. 2024 in Kraft trat. Mit dem Inkrafttreten wird der erste Schritt zur Einführung einer verbindlichen Pflegepersonalbemessung (PPR 2.0) vollzogen.

Die PPR 2.0, die für die Pflegepersonalbemessung genutzt werden muss, wurde im Rahmen der Konzertierten Aktion Pflege entwickelt und vor der Einführung in Krankenhäusern wissenschaftlich erprobt. Damit soll eine Idealbesetzung für die verschiedenen Stationen in Krankenhäusern nicht nur ermittelt, sondern auch durchgesetzt werden. Diese Regelung gilt für die Personalbemessung auf:

- Normalstationen für Erwachsene,
- Normalstationen für Kinder,
- Intensivstationen für Kinder.

Die Personalstellen in einem Krankenhaus werden ermittelt, indem für diese Bereiche

a) der Pflegegrundwert mit der Zahl der insgesamt zu behandelnden Patienten vervielfacht wird,
b) der erhöhte Pflegegrundwert mit der Zahl der Patienten in Isolation vervielfacht wird,
c) die Minutenwerte der Patientengruppen mit der entsprechenden Zahl der Patienten in den einzelnen Patientengruppen vervielfacht werden,
d) der Minutenwert mit der Zahl der Krankenhausaufnahmen je Tag vervielfacht wird und
e) die halben Minutenwerte mit der entsprechenden Zahl der teilstationär zu behandelnden Patienten vervielfacht werden.

Die Minutenwerte, die als Multiplikator genutzt werden, sind in der Rechtsverordnung dezidiert festgelegt.

Die sich aus den Minutenwerten ergebende Gesamtstundenzahl ist in Personalstellen umzurechnen. Dabei sind auch Ausfallzeiten wie Wochenfeiertage, Urlaub, Arbeitsunfähigkeit, Schutzfristen, Kur- und Heilverfahren, Wehrübungen, externe Fort- und Weiterbildungsmaßnahmen, Tätigkeiten im Personalrat, im Betriebsrat, in der Mitarbeitervertretung und die Tätigkeit verschiedener Beauftragter zu berücksichtigen.

Für andere Bereiche des Krankenhauses, wie Dialyseeinheiten, den Operationsdienst, die Anästhesie, die Endoskopie, die Funktionsdiagnostik, die Notaufnahme, Ambulanzen und die gesamte Psychiatrie, gelten diese Regelungen zur Bedarfserhebung nicht. Genaue Informationen finden sich in Anwendungsvorschriften für die Pflege-Personalregelung 2.0 (Deutsche Krankenhausgesellschaft 2023).

All diese Informationen sind zusammenzutragen, aufzubereiten und in eine Sollvorgabe für Mitarbeitende in der Pflege umzurechnen.

Die erhobenen Daten sollen zunächst darüber Auskunft geben, ob und inwiefern die vorhandene Personalbesetzung der Stationen hinter der ermittelten Idealbesetzung zurückliegt. In einem nächsten Schritt sollen nach einer umfassenden Datenanalyse verbindlich einzuhaltende Erfüllungsgrade festgelegt werden, die auch sanktioniert werden können.

Damit entsteht für Personalabteilungen die Aufgabe, rechtzeitig für ausreichend qualifizierte pflegerische Mitarbeitende Sorge zu tragen und diese auf Dauer vorzuhalten.

Um die ermittelte und im Dienstplan vorgesehene Besetzung verlässlich einzuhalten, sind geeignete Ausfallkonzepte zu erarbeiten. Das Ausfallkonzept muss so viel geeignet qualifiziertes Personal vorsehen, dass die im Krankenhaus gemessenen durchschnittlichen Ausfallzeiten kompensiert werden können. Dazu ist zu prüfen, ob die in den meisten Kliniken bereits vorhandenen Springerpools ausreichen. Aber auch andere Konzepte, wie die App-gestützte Akquisition von freiwillig auch kurzfristig einspringendem Personal, sollten genutzt werden. Auch stabile Beziehungen zu einem vertrauenswürdigen Anbieter von Fremdpersonal für besondere Ausnahmesituationen sind notwendig.

Um eine so weitreichende und für das Krankenhaus existenziell notwendige Professionalisierung in der Pflegepersonalbesetzung umzusetzen und dabei alle wichtigen Aspekte zu berücksichtigen, sollte eine multiprofessionelle Projektgruppe eingerichtet werden. Um bei der fortlaufenden Anpassung relevante Veränderungen z.B. durch neue Behandlungsmethoden berücksichtigen zu können, ist hier auch der ärztliche Dienst einzubeziehen. Wegen der zu erwartenden Veränderungen im Portfolio des Krankenhauses im Rahmen der Zuweisung von Leistungsgruppen auf der Basis der Krankenhausreform sollte unbedingt auch das Medizincontrolling beteiligt werden. Für die rechtzeitige Planung des innerbetrieblichen Fortbildungsangebotes z.B. beim Ausbau des Springerpools sind auch die hierfür Verantwortlichen zu beteiligen.

Die Lösungen sollten mit den Mitteln des Projektmanagements erarbeitet und nachhaltig umgesetzt werden. Da es sich um für das Krankenhaus relevante Prozesse handelt, die etabliert bzw. weiterentwickelt werden müssen und auch mit der Mitarbeitervertretung abgestimmt werden sollten, sollten sie als Verfahrensanweisungen formuliert und in die Dokumentenlenkung übernommen werden.

2.6.4 Personalbemessung im ärztlichen Dienst

Mit dem neuen § 137 m SGB V *Bemessung des ärztlichen Personals im Krankenhaus; Verordnungsermächtigung* hat der Gesetzgeber verschiedene Anforderungen an die Dokumentation der Ist-Erfassung der ärztlichen Personalausstattung formuliert. Diese ist ähnlich wie bereits in § 137k SGB V zur Personalbemessung in der Pflege. Krankenhäuser haben demnach die Pflicht, verschiedene Angaben zu ermitteln, zu dokumentieren und in geeigneter Nachweisform an das Institut für das Entgeltsystem im Krankenhaus zu übermitteln:

- »*die Anzahl der in Abteilungen der somatischen Versorgung von Erwachsenen und Kindern jeweils eingesetzten Ärztinnen und Ärzte, umgerechnet in Vollkräfte, aufgegliedert nach Weiterbildungsstufen,*
- *den Bedarf an Ärztinnen und Ärzten in Abteilungen der somatischen Versorgung von Erwachsenen und Kindern, aufgegliedert nach Weiterbildungsstufen,*
- *die Anzahl der in Abteilungen der somatischen Versorgung von Erwachsenen und Kindern auf Grundlage des ermittelten Bedarfs einzusetzenden Ärztinnen und Ärzten, umgerechnet in Vollkräfte, aufgegliedert nach Weiterbildungsstufen.*«

Der Gesetzgeber sieht vor, dass das BMG mit Zustimmung des Bundesrates eine Rechtsverordnung erlassen kann, die konkrete Vorgaben für die Ermittlung der Anzahl der in Abteilungen der somatischen Versorgung von Erwachsenen und Kindern in Krankenhäusern eingesetzten und der auf Grundlage des abteilungsbezogenen, ermittelten Bedarfs jeweils einzusetzenden Ärztinnen und Ärzte macht. Das BMG beauftragte dafür bis 31.03.2025 einen Auftragnehmer zur Erprobung eines mit der Bundesärztekammer abgestimmten Instruments zur Soll-Erfassung der ärztlichen Personalbesetzung unter Beteiligung einer repräsentativen Anzahl von Krankenhäusern. Dies wird voraussichtlich der von der Bundesärztekammer (BÄK) entwickelte ÄPS-BÄK sein (Bundesärztekammer 2025a). »*Die BÄK hat ein fachübergreifendes Instrument entwickelt, das Ärztinnen und Ärzte als Grundlage für die*

Personalplanung dienen und im Diskurs mit nichtärztlichen Entscheidungsträgern unterstützen soll. Ziel ist, dass ärztliche Personalbemessungssystem »ÄPS-BÄK« als Maßstab zur Berechnung des ärztlichen Personalbedarfs in Kliniken zu etablieren.« In der Berechnung wurden 105 Tätigkeiten berücksichtigt, die neben der unmittelbaren medizinischen Patientenbehandlung zu bewältigen sind (Bundesärztekammer 2025). *»Dazu zählen gesetzliche und regulative Beauftragungen, Qualitätssicherung, Führungsaufgaben, Tätigkeiten im Rahmen von Weiterbildung, Fortbildung und Ausbildung, Vernetzung und Kooperation, Administration, Organisation und Dokumentation sowie ärztliche Tätigkeiten im Rahmen der Versorgung besonderer versorgungsaufwändiger Patientengruppen.«*

Einmal vollständig befüllt, sollen nur noch relevante Änderungen eingegeben werden. Dafür wird empfohlen, das System einmal pro Jahr zu aktualisieren.

Es ist davon auszugehen, dass nach einem erfolgreichen Test eine solche Personalbemessung für alle Krankenhäuser eingesetzt werden muss. Sie ist für jedes Krankenhaus auch deshalb relevant, weil ihre Erfüllung laut KHHVG als Entscheidungskriterium zur Zuweisung von Leistungsgruppen herangezogen werden kann und damit das zukünftige Portfolio nachhaltig beeinflusst.

Um sowohl die Erstbefüllung dieses oder jedes anderen Instrumentes vorzunehmen als auch der Weiterentwicklung – z. B. durch Einführung neuer diagnostischer oder therapeutischer Vorgehensweisen sowie auch geänderter gesetzlicher Dokumentationsverpflichtungen – gerecht zu werden, ist es sinnvoll, eine interdisziplinäre und interprofessionelle Arbeitsgruppe zu bilden. Neben personalverantwortlichen Ärzten der verschiedenen Fachdisziplinen scheint es sinnvoll, in diese Arbeitsgruppe auch Medizincontroller, Verantwortliche für die gesetzliche Qualitätssicherung und Mitarbeitende aus dem Personalmanagement zu beteiligen.

Beide Neuregelungen für die Personalbemessung sind noch mit deutlichen Unsicherheiten behaftet, was die konkrete Umsetzung angeht. Zusätzlicher Klärungsbedarf herrscht darüber, wie die neue Logik der Leistungsgruppen in den verschiedenen Personalbemessungsinstrumenten abgebildet werden soll, da sich die bisherige Personalplanung an Stationen und Fachabteilungen orientiert. Auch ist unklar, wie vor dem Hintergrund des Fachkräftemangels eine Angleichung vom Ist zum Soll erfolgen kann, wenn auf dem Arbeitsmarkt zu wenig Personal zur Verfügung steht, und wer in welcher Weise dafür zur Verantwortung gezogen wird bzw. mit Sanktionen zu rechnen hat. Eine auf der Basis des § 137n SGB V *Kommission für Personalbemessung im Krankenhaus* eingesetzte Kommission soll Empfehlungen zur Personalbemessung für weitere Berufsgruppen in der unmittelbaren Patientenversorgung im Krankenhaus, wie z. B. für Hebammen, erarbeiten. Wie von Seiten des Gesetzgebers mit der erarbeiteten Empfehlung im Anschluss umgegangen wird, ist zum aktuellen Zeitpunkt zwar noch nicht näher bestimmt. Deren Arbeit gilt es jedoch zu beobachten, um jeweils rechtzeitig auf die Entwicklungen reagieren zu können.

2.7 Vorbereitung der Prüfungen des Medizinischen Dienstes

Der Gesetzgeber hat mit dem KHVVG in § 275a SGB V *Prüfungen zu Qualitätskriterien, Strukturmerkmalen und Qualitätsanforderungen in Krankenhäusern* vorgesehen, dass der Medizinische Dienst (MD) überprüft, ob die Krankenhäuser, die sich um Leistungsgruppen bewerben, die Qualitätsanforderungen des KHVVG auch einhalten.

Der Medizinische Dienst prüft für jeden Standort auch derzeit bereits diejenigen Strukturmerkmale, die das BfArM im Operationen- und Prozedurenschlüssel festgelegt hat. Zusätzlich wird auf der Basis der MD-Qualitätskontroll-Richtlinie des G-BA (MD-QK-RL) bereits geprüft, ob die Qualitätsanforderungen nach

- § 135b *Förderung der Qualität durch die Kassenärztlichen Vereinigungen,*
- § 136 *Richtlinien des Gemeinsamen Bundesausschusses zur Qualitätssicherung,*
- § 136a *Richtlinien des Gemeinsamen Bundesausschusses zur Qualitätssicherung in ausgewählten Bereichen,*
- § 136b *Beschlüsse des Gemeinsamen Bundesausschusses zur Qualitätssicherung im Krankenhaus und*
- § 136c *Beschlüsse des Gemeinsamen Bundesausschusses zu Qualitätssicherung und Krankenhausplanung*

eingehalten wurden,

- *»einschließlich der Prüfung der Richtigkeit der von den Krankenhäusern im Rahmen der externen stationären Qualitätssicherung vorzunehmenden Dokumentation« sowie der auf Landesebene vorgesehener Qualitätsanforderungen (siehe KHVVG).*

»Der Medizinische Dienst führt die Prüfungen … soweit möglich einheitlich und aufeinander abgestimmt durch und verwendet Nachweise und Erkenntnisse aus anderen Prüfungen … wechselseitig« (siehe KHVVG). In § 275a SGB V ist auch festgelegt, dass der Medizinische Dienst im Rahmen der Prüfungen auch Daten aus dem Transparenzverzeichnis nach § 135d Abs. 1 Satz 1 SGB V – dem Bundes-Klinik-Atlas – berücksichtigt. Damit könnten die Prüfergebnisse aus der gesetzlichen externen Qualitätssicherung, vorgegeben durch den G-BA und die Institutionen auf Landesebene, und ein zuverlässiger und kompetenter Umgang damit bisher ungewohnte Bedeutung erlangen. Im Gegensatz zu den bisherigen Strukturprüfungen geht es bei einem Nichtbestehen der MD-Prüfungen nach § 275a Abs. 4 SGB V also nicht um ein vorübergehendes Leistungsverbot, sondern um eine grundsätzliche Leistungsermächtigung oder ein entsprechendes Leistungsverbot. Angaben, die zu einer Veröffentlichung im Bundes-Klinik-Atlas führen, sollten also auch aus diesem Grund mit großer Sorgfalt erhoben und dokumentiert werden.

Der Vorbereitung auf eine solche Prüfung kommt also höchste Bedeutung zu. Da sich die Prüfung auf verschiedene Krankenhausbereiche erstreckt und unterschiedliche Verantwortliche zu involvieren sind, ist es unabdingbar, dass hierfür ein Projekt mit den entsprechenden Rahmenbedingungen insbesondere in Hinsicht auf die zur Verfügung stehende Arbeitszeit und der Zuweisung von Projektverantwortlichkeiten aufgesetzt wird. Verschiedenen Verantwortlichen sollten konkrete Aufgaben zugewiesen werden. Dabei sollten Checklisten erarbeitet werden, die im Rahmen von Dokumentationsaudits die Überprüfung der Einhaltung aller Anforderungen gewährleisten.

Da gemäß § 275a Abs. 1 SGB V auch Informationen aus dem Bundes-Klinik-Atlas herangezogen werden können, ist in ein solches Projekt auch derjenige einzubeziehen, der für die Befüllung und Überprüfung der dort veröffentlichten Daten verantwortlich ist.

Der Medizinische Dienst hat aus diesen Vorgaben die LOPS-Richtlinie erarbeitet, in der die Abläufe und Erfüllungskriterien weiter spezifiziert und ausgelegt werden (Medizinischer Dienst Bund 2025). Diese verdient höchste Beachtung bei der krankenhausinternen Vorbereitung auf die Prüfung des MD.

Einzelheiten zur Prüfung hat der Gesetzgeber bis zum Inkrafttreten einer Rechtsverordnung mit anderen Regelungen auch in § 135e Abs. 4 SGB V *Mindestanforderungen an die Qualität der Krankenhausbehandlung, Verordnungsermächtigung* festgelegt. So wird es wenige Krankenhäuser geben, die in den verschiedenen Leistungsgruppen keine Kinder und Jugendliche behandeln (siehe § 135e Abs. 4 Nr. 2 SGB V). Da davon die personelle Ausstattung wesentlich beeinflusst wird, ist genau festzulegen, wie das behandelte Patientengut pro Leistungsgruppe zukünftig ausgestaltet werden soll. Insbesondere für den Umgang mit kindlichen Notfällen sollte jedes Krankenhaus Regelungen treffen.

Werden in der Anlage 1 zum KHVVG Geräte, Einrichtungen, Untersuchungs- und Behandlungsangebote für eine Leistungsgruppe gefordert, so ist für den Zeitraum, der dort für deren Betrieb festgelegt ist, auch das dafür erforderliche qualifizierte Personal vorzuhalten (siehe § 135e Abs. 4 Nr. 5 SGB V). Dies ist nicht nur sicherzustellen, sondern auch nachzuweisen. Gemäß LOPS-Richtlinie sind dafür sowohl Übersichten und Nachweise über die Mitarbeiterqualifikationen als auch tages- und stundengleiche Einsatzpläne zu erstellen. Vor dem Hintergrund der Anrechenbarkeit von Personal in mehreren – bis zu 3 – Leistungsgruppen ist hier täglich auf den Einsatz von genügend entsprechend qualifiziertem Personal zu achten.

Für den Einsatz von Ärzten ist es notwendig, in Erfahrung zu bringen, ob die ggf. vor vielen Jahren und in anderen Bundesländern erbrachten Qualifikationen für Facharztbezeichnungen und Zusatzweiterbildungen adäquat eingesetzt werden dürfen. Auch ist für die Anrechenbarkeit von Fachärzten und anderem benötigtem Personal zu prüfen, ob die Arbeitsverträge sich auf 40 Wochenstunden bzw. weniger Stunden beziehen, um Vollzeitäquivalente nachweisen zu können (siehe § 135e Abs. 4 Nr. 7 SGB V). Werden auch Belegärzte in die Erfüllung der personellen Vorgaben einbezogen, ist deren Qualifikation und zeitliche Verfügbarkeit im Krankenhaus ebenfalls nachzuweisen.

Dies bedeutet, dass solche Nachweise nicht mehr nur für Strukturprüfungen auf der Basis der GBA-Richtlinien, sondern auch für das Erlangen und Aufrechterhalten der Leistungsberechtigung eine weitere Bedeutung erhalten.

2.8 Die Mindestvorhaltezahl

Als neues Steuerungsinstrument wurde – in Abgrenzung von bereits bestehenden Mindestmengenregelungen durch den G-BA – mit § 135f SGB V *Mindestvorhaltezahlen für die Krankenhausbehandlung, Verordnungsermächtigung* die Einführung einer sogenannten Mindestvorhaltezahl beschlossen. Sie ist eine pro Leistungsgruppe geltende Mindestzahl von an einem Krankenhausstandort erbrachten Behandlungsfällen pro Kalenderjahr. Dies unterscheidet sie von den vom G-BA definierten Mindestmengen, die sich auf eine spezifische und eng umschriebene medizinische Leistung beziehen und nicht auf eine ganze Leistungsgruppe.

Für die Erarbeitung solcher Mindestvorhaltezahlen soll das BMG das Institut für Qualität und Wirtschaftlichkeit im Gesundheitswesen (IQWiG) damit beauftragen, wissenschaftliche Empfehlungen für die erstmalige Festlegung und die Weiterentwicklung von Mindestvorhaltezahlen zu erarbeiten. Später sollen dann regelmäßig entsprechende Folgebeauftragungen erfolgen. Dabei soll das Institut auch die im Transparenzverzeichnis – dem Bundes-Klinik-Atlas: https://bundes-klinik-atlas.de – veröffentlichten Bewertungen des Instituts für Qualitätssicherung und Transparenz im Gesundheitswesen (IQTIG) berücksichtigen. Welche Informationen dazu geeignet sein sollen, erscheint derzeit unklar.

Die Mindestvorhaltezahlen sollen durch Perzentilen definiert sein (▶ Abb. 2.5). Krankenhäuser, die Fallzahlen einer Leistungsgruppe unterhalb dem vom BMG durch Rechtsverordnung festgelegten Perzentilbereich erreichen, sollen diese Leistungen zukünftig nicht mehr erbringen dürfen.

Durch eine Rechtsverordnung, die der Zustimmung des Bundesrates bedarf, legt das BMG jeweils die Mindestvorhaltezahl pro Leistungsgruppe fest.

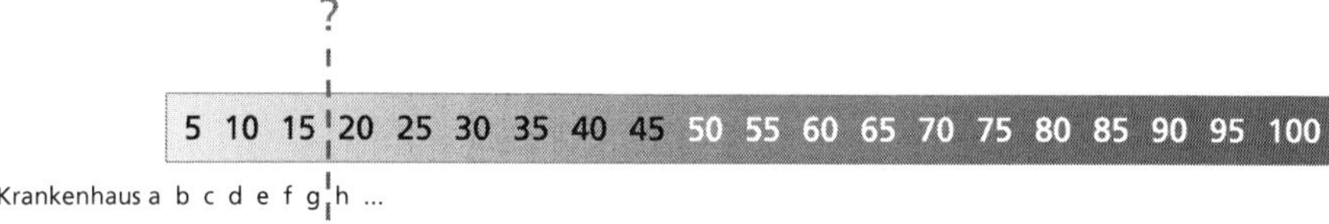

Abb. 2.5: Symbolische Aufreihung der Krankenhäuser auf einer Perzentilreihe für den Umgang mit Mindestvorhaltezahlen

Das Institut für das Entgeltsystem im Krankenhaus erstellt anhand der Leistungsdaten der Krankenhäuser Auswertungen zu den Auswirkungen der erarbeiteten Empfehlungen zu Mindestvorhaltezahlen auf die Anzahl und geografische Verteilung der Krankenhausstandorte. Dabei sollen die für Patienten entstehenden Fahrzeiten zum nächsten erreichbaren Krankenhausstandort Berücksichtigung finden. Diese Auswertungen, aus denen hervorgehen soll, welches Krankenhaus im vorangegangenen Jahr die festgelegte Mindestvorhaltezahl erfüllt hat – und damit natürlich auch, welche Einrichtungen sie nicht erfüllt haben –, sollen dem BMG und den Landesplanungsbehörden zugehen.

Noch wurde kein konkreter Auftrag zur Berechnung einer Mindestvorhaltezahl erteilt. Eine entsprechende Rechtsverordnung soll laut KHVVG erstmals zum 12.12.2025 mit Wirkung ab dem 01.01.2027 erlassen werden. Ob dieser Zeitablauf vor dem Hintergrund des aktuellen Koalitionsvertrages erhalten bleibt, ist derzeit unklar.

Für Krankenhäuser lohnt es sich trotzdem, die diesbezüglichen Entwicklungen zu verfolgen. Anhand öffentlich zugänglicher Daten kann bereits heute eine Abschätzung erfolgen, zu welchem Perzentilbereich die eigene Einrichtung tendiert. Nur so ist gewährleistet, dass rechtzeitig erkannt wird, ob die Einrichtung auf einen der unteren Perzentilränge angesiedelt sein wird. Dies eröffnet die Möglichkeit, mit den umliegenden Krankenhäusern über ein gemeinsames und abgestimmtes Vorgehen bei der Beantragung von Leistungsgruppen zu verhandeln und damit ein gestrafftes Portfolio zu formieren.

2.9 Zertifikate als Nachweis

Gemäß § 275a Abs. 1 SGB V *Prüfungen zu Qualitätskriterien, Strukturmerkmalen und Qualitätsanforderungen in Krankenhäusern* kann der Medizinische Dienst im Rahmen seiner Prüfungen vorliegende Zertifikate berücksichtigen, die im Bundes-Klinik-Atlas abgebildet sind. Mit dem Erlass des Krankenhaustransparenzgesetzes (KHTG) hat das BMG das IQTIG damit beauftragt, für jeden Krankenhausstandort darzulegen, ob und, wenn ja, welche aussagekräftigen Zertifikate und Qualitätssiegel für den jeweiligen Standort vorliegen, und diese im Bundes-Klinik-Atlas abzubilden, sofern der Krankenhausträger einen Nachweis für das entsprechende Zertifikat oder Qualitätssiegel dem IQTIG gegenüber erbringt.

Die Eignung eines Zertifikates wurde mit Hilfe von Kriterien überprüft, die ursprünglich für andere Zwecke entwickelt worden waren. Das IQTIG hatte bereits 2020 gemäß § 137a Abs. 3 Satz 2 Nr. 7 SGB V im Auftrag des G-BA Kriterien zur Bewertung der Aussagekraft von Zertifikaten und Qualitätssiegeln im Gesundheitswesen entwickelt. Diese Kriterien sollten der Allgemeinheit – also z. B. Patienten – dazu dienen, die Aussagekraft entsprechender Zertifikate und Qualitätssiegel einzuordnen. In diesem Projekt wurden 17 Bewertungskriterien erarbeitet, die als Mindestanforderungen zu verstehen sind. Sie beinhalten nicht weitere Kriterien, die bei einer professionellen Bewertung der Wirksamkeit eines Zertifikates hätten ergänzt werden sollen, die zu formulieren jedoch nicht im Auftragsumfang des G-BA enthalten waren. So konnten nur diese 17 Kriterien herangezogen werden. Diese wurden denn auch im Rahmen der Prüfung durch das IQTIG herangezogen (Institut für Qualitätssicherung und Transparenz im Gesundheitswesen 2025). Welche Zertifikate aktuell im Bundes-Klinik-Atlas abgebildet werden, kann auf deren Internetseite (https://bundes-klinik-atlas.de/zertifikate) nachgelesen werden.

Inwieweit diese im Bundes-Klinik-Atlas abgebildeten Zertifikate nunmehr bei den Prüfungen des MD tatsächlich Berücksichtigung finden können und werden, ist bisher unklar. Ob eine Berücksichtigung erfolgen kann, sollte davon abhängen, ob die Erfüllung der in Anlage 1 KHVVG geforderten Leistungsvoraussetzungen für eine Leistungsgruppe bereits im Rahmen eines Zertifizierungsaudits nachgewiesen wurde. Ob dies bei einem der abgebildeten Zertifikate der Fall sein kann, kann nur durch einen Abgleich der Zertifikatsvoraussetzungen und der Auditmethodik beurteilt werden. Ob dieser Abgleich bei der Vielzahl von Zertifikaten und deren möglicher stetiger Weiterentwicklung im MD geleistet werden kann und wird, bleibt bisher unklar.

2.10 Zertifikate als Auswahlkriterien

Fach- oder prozedurenspezifische Zertifikate sind nicht Gegenstand der Anlage 1 KHVVG. Für verschiedene Leistungsgruppen kann es bei der Bewerbung von zu vielen Leistungserbringern um diese Leistungen jedoch ein informelles, landesspezifisches Auswahlkriterium sein, ob man ein einschlägiges Zertifikat vorweisen kann oder nicht.

Ob man nach Erteilung der Leistungsermächtigung für eine solche Leistungsgruppe das nicht als Leistungsvoraussetzung festgelegte, sondern als zusätzliches Auswahlkriterium genutzte Zertifikat aufrechterhalten muss, ist dann jedoch unklar. Immerhin bedeutet es einen nicht unerheblichen personellen und finanziellen Aufwand, nicht nur die Zertifikatsbedingungen zu erfüllen, sondern dies immer wieder auch durch ein autorisiertes Zertifizierungsunternehmen feststellen zu lassen.

Werden nur eingeschränkt Leistungsermächtigungen vergeben – wie im Rahmen der Krankenhausreform in Nordrhein-Westfalen zu beobachten – ordnet sich der Anbietermarkt in den nächsten Jahren entsprechend. Ggf. hat also die Planungsbehörde keine kurzfristige Möglichkeit mehr, die Leistungsgruppe anderweitig zu vergeben.

Ob Zertifikate vom Leistungsgruppenausschuss zukünftig als Auswahlkriterium anerkannt werden, ist offen.

3 Qualität durch strukturierte Kooperationen

Auch wenn die von der Regierungskommission vorgeschlagene Einteilung der Krankenhäuser in Level und einer stringenten Zuordnung von Leistungsgruppen zu diesen Leveln vom Gesetzgeber nicht aufgegriffen wurde, wird es durch die Qualitätsvoraussetzungen aus dem KHVVG zu Level-ähnlichen Gruppen von Krankenhäusern kommen.

Bedingt dadurch müssen Krankenhäuser im Rahmen der Leistungserbringung intensiver zusammenarbeiten als bisher. Dies sollte strukturiert und planvoll geschehen. Für die Erlangung einiger Leistungsgruppen und für kleine Krankenhäuser sind im KHVVG § 135e Abs. 4 SGB V *Mindestanforderungen an die Qualität der Krankenhausbehandlung, Verordnungsermächtigung* auch auf Dauer Kooperationen im Rahmen der Leistungserbringung möglich. Auch dies ist ein Grund dafür, dass der Gesetzgeber von vertraglich vereinbarten Kooperationen ausgeht. Nur dies bietet die Möglichkeit qualitätsgesicherter Zusammenarbeit und gibt allen Vertragsparteien die Sicherheit, dass sich die Investition in abgestimmte Schnittstellen, Prozesse und IT-Systeme lohnt.

3.1 Absicherung von Kooperationen

Alle Krankenhäuser, die Leistungsgruppen mit Kooperationspartnern gemeinsam erbringen wollen, insbesondere aber Krankenhäuser, die sich auf wenige Leistungsgruppen spezialisiert haben und damit der Versorgungsstufe »Level F« (siehe § 135e Abs. 4 Nr. 4 SGB V) zuzuordnen sind, müssen rasch prüfen, ob die bisher geübten Kooperationen den genügenden Grad an vertraglicher Verbindlichkeit haben, um sie langfristig abzusichern. Auch wird zu prüfen sein, ob das Krankenhaus, besonders aber auch die Praxis des niedergelassenen Facharztes, mit der dafür auch weiterhin kooperiert werden soll, ihrerseits die dafür notwendigen Voraussetzungen stabil und auf Dauer erfüllt. Bisher nicht schriftlich fixierte Zusammenarbeit sollte deshalb zeitnah vertraglich abgesichert werden. Bestehende Kooperationsverträge sollten dahingehend überprüft werden, ob sie alle notwendigen Zusicherungen zu zeitlicher und personeller Verfügbarkeit erfüllen. Dies gilt auch für Einrichtungen, die ausgewählte Leistungsgruppen zur Aufrechterhaltung der flächendeckenden Versorgung erbringen und die Qualitätskriterien deshalb in Kooperation mit anderen Leistungserbringern erfüllen dürfen.

3.2 Die besonderen Aufgaben der Universitätskliniken bei der regionalen Vernetzung

Durch die unterschiedlichen und zukünftig stärker differenzierteren Leistungsspektren der Krankenhäuser wird die Zusammenarbeit mit allen Krankenhäusern einer Region intensiviert werden müssen. Besondere Aufgaben hat der Gesetzgeber dabei den Universitätskliniken zugewiesen. Ebenso sind besondere Rahmenbedingungen auch für bedarfsnotwendige Einrichtungen und sektorenübergreifende Versorgungseinrichtungen vorgesehen.

Im KHVVG wurden den Universitätskliniken in § 6b SGB V *Zuweisung von Koordinierungs- und Vernetzungsaufgaben* die Koordination der Versorgung und der regionalen Vernetzung als Aufgaben zugewiesen. Die Landesbehörden definieren im Benehmen mit den Krankenkassen per Bescheid, welches Krankenhaus diese Aufgaben wahrnimmt. Gibt es in der Region keinen Standort einer Hochschulklinik, können auch andere Krankenhäuser mit einer Vielzahl zugewiesener Leistungsgruppen diese Aufgaben wahrnehmen.

Die Konkretisierung der Koordinierungs- und Vernetzungsaufgaben erfolgt durch die Selbstverwaltung, in diesem Fall dem Spitzenverband Bund der Krankenkassen und dem Verband der privaten Krankenversicherung gemeinsam mit der Deutschen Krankenhausgesellschaft. Die Aufgaben beziehen sich auf

- *»die krankenhausübergreifende Koordinierung von Versorgungsprozessen und -kapazitäten, insbesondere bei Großschadenslagen, der Intensivmedizin und Notfallversorgung, im Zusammenwirken mit den nach Landesrecht bestimmten oder den von der obersten zuständigen Landesbehörde hierfür vorgesehenen Rettungsleitstellen, und*
- *die Konzeption und die Koordinierung des Einsatzes regionaler, insbesondere telemedizinischer Versorgungsnetzwerke sowie informationstechnischer Systeme und digitaler Dienste.«*

3.2.1 Koordinationsaufgaben für Krisensituationen und Großschadenslagen

Als Nachfolgegremium des Corona-ExpertInnenrats hat der Bundeskanzler der vergangenen Legislaturperiode den ExpertInnerat »Gesundheit und Resilienz« gegründet (eine Übersicht über die Mitglieder und ständigen Gäste des Expertenrats findet sich bei Wikipedia unter dem Stichwort »Expertenrat Gesundheit und Resilienz«). Dieser sollte im Rahmen wissenschaftlicher Politikberatung Empfehlungen erarbeiten, wie das deutsche Gesundheitswesen widerstandsfähiger und robuster Pandemien, aber auch den Folgen des Klimawandels und der demografischen Entwicklung begegnen kann. Gerade im Rahmen einer zukünftig wahrscheinlich erscheinenden, weiteren Pandemie könnten diese Empfehlungen dazu beitragen, dieser angemessen und wirksam zu begegnen.

Die Vorbereitung ist jedoch nicht nur auf Bundes- oder Landesebene notwendig. Sie muss auch in den Regionen erfolgen. Hierbei kommen auf Gesundheitsregionen und insbesondere den sie koordinierenden Stellen differenzierte Aufgaben zu. Auf diese sollte sich jedes Krankenhaus, das auf der Basis von § 6b SGB V mit koordinierenden Aufgaben beauftragt wird, mit entsprechenden Regelungen vorbereiten. So sollte darüber nachgedacht werden, wer in der Einrichtung einen Krisenstab bilden soll und welche Aufgaben, Verantwortlichkeiten und Entscheidungsvollmachten dieser haben soll.

Die Sana Kliniken AG hat bereits vor Jahren eine Konzernrichtlinie »Pandemieplanung Sana Gesundheitseinrichtungen« erarbeitet, deren Ziel es ist, Aufbauorganisation und Verantwortlichkeiten im Umgang mit verbreitet (weltweit) auftretenden Gefahrenlagen durch Infektionen zu regeln. Insbesondere die Geschäftsordnung, die dieser Konzernrichtlinie als mitgeltendes Dokument angefügt wurde, ist geeignet, die Initiative für Handlungsweisen im Rahmen entstehender Krisenlagen zu klären und damit zu beschleunigen (► Abb. 3.1).

Geschäftsordnung zentraler Krisenstab der Sana Kliniken AG

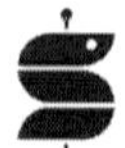

Vorsitzender / Leiter:	Vorstand COO
Mitglieder:	Bereichsleitung (BL) Hygiene und Infektiologie stellv. BL Hygiene und Infektiologie BL Unternehmensstrategie Medizin BL Unternehmensstrategie Pflege BL Qualitätsmanagement und klinisches Risikomanagement Leiter Tarifvertragswesen & Kollektives Arbeitsrecht BL Unternehmenskommunikation ~~Regional~~ Clustergeschäftsführungen GF strategischer Einkauf GF MTSZ
Arbeitsgrundlagen:	Konzernrichtlinie 'Pandemieplanung Sana Gesundheitseinrichtungen' Infektionsschutzgesetz (Gesetz zur Verhütung und Bekämpfung von Infektionskrankheiten beim Menschen), zuletzt geändert durch Gesetz vom 21.12.2020 (BGBl. I S. 3136) Infektionsschutzgesetze bzw. medizinische Hygieneverordnungen der Bundesländer Empfehlungen des Robert Koch-Instituts (z. B. der Kommission für Krankenhaushygiene und Infektionsprävention, KRINKO; Kompetenz- und Behandlungszentren für Krankheiten durch hochpathogene Erreger, STAKOB) Ggf. weitere Empfehlungen oder Leitlinien z. B. von Fachgesellschaften
Aufgaben / Auftrag / Verantwortlichkeiten:	• Bearbeitung aller in der Pandemiesituation für die Sana Kliniken AG relevanter Fragestellungen • Vorbereitung von Entscheidungen für den Vorstand
Sitzungsturnus / -frequenz:	☐ wöchentlich ☐ halbjährlich ☐ monatlich ☐ jährlich ☐ vierteljährlich X bei Bedarf
Entscheidungskompetenz:	X beratend für: Vorstand Sana Kliniken AG X entscheidet über: Kontroll- / Präventionsmaßnahmen
Einladung:	(Vorsitzender, ggf. Referent Vorsitzender) Möglichst frühzeitig vor der Sitzung zu versenden
Ggf. Tagesordnung:	(Vorsitzender, ggf. Referent Vorsitzender) Soweit eine Tagesordnung erstellt wird ist die

PV: [geschwärzt] Datum: 28.06.2024 Seite **1** von **2**

Geschäftsordnung zentraler Krisenstab der Sana Kliniken AG

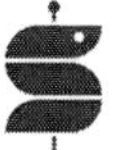

	Kontrolle der Umsetzung von Beschlüssen als TOP aufzunehmen.
Protokoll:	(Vorsitzender, ggf. Referent Vorsitzender) X Ergebnisprotokoll ☐ Verlaufsprotokoll Im Protokoll werden Empfehlungen bzw. Umsetzungsbeschlüsse mit Verantwortlichkeit und soweit erforderlich Termin festgehalten. Zusätzliche Empfänger: alle Mitglieder des Vorstands Sana Kliniken AG
Weitere Berichtspflichten:	Ggf. festzulegen

PV: ████████ Datum: 28.06.2024 Seite **2** von **2**

Abb. 3.1: Geschäftsordnung für einen zentralen Krisenstab der Sana Kliniken AG im Rahmen einer Pandemie (© Sana Kliniken AG 2024, mit freundlicher Genehmigung)

Gerade Einrichtungen mit einer koordinierenden Verantwortung sollten hier präventiv ihre Aufgaben nicht nur für die eigene Einrichtung; sondern auch für abgestimmtes Handeln in der Region definieren und dies mit entscheidenden Einrichtungen aus der Region abstimmen. Der ExpertInnenrat »Gesundheit und Resilienz» schreibt dazu in seiner 2. Stellungnahme »Resilienz, Innovation und Teilhabe« (Bundeskanzleramt 2024): »*Darüber hinaus hängt der Innovationserfolg maßgeblich von der Bereitschaft und Fähigkeit aller Beteiligten oder Betroffenen zu einem flexibleren Denken und Handeln ab, beispielsweise wenn Zuständigkeiten oder Abläufe anders geregelt, verinnerlichte Vorstellungen hinterfragt oder Routinen und Rollenverständnisse aufgebrochen werden müssen. Neues und Ungewohntes kann verunsichern oder Reaktanz, also innere Widerstände, hervorrufen, muss offen und flexibel eingeübt und ggf. nachjustiert werden. Gleichzeitig muss das Vertrauen dafür erst aufgebaut werden. In den Prozess der Innovationsentwicklung und -entscheidung sollten daher möglichst unterschiedliche Akteure sehr früh eingebunden werden. So können etwaige Akzeptanzbarrieren frühzeitig erkannt werden. Außerdem hat ein partizipativer Ansatz das Potenzial, dass die Innovation passgenauer auf die Alltagsrealitäten und die Versorgungspraxis zugeschnitten ist.*«

In diesem Sinne sollten einrichtungsübergreifende Abstimmungen stattfinden und entsprechende Prozesse und Verantwortlichkeiten definiert, verschriftlicht und – da verschiedene Eigentümer und Betreiber involviert sind – jeweils in die Dokumentenlenkung des lokalen Managementhandbuches übernommen werden. Zu den Prozessen, die definiert werden sollten, gehören z.B. auch die einrichtungsübergreifenden Meldepflichten, die im Rahmen einer Pandemie die vorhandenen Behandlungskapazitäten sichtbar machen, die dadurch einer Koordination zugänglich werden. Auch sollten Versorgungspfade definiert werden, die eine ggf. umständehalber veränderte Patientenlenkung unterstützen, um Behandlungskapazitäten zielgerichtet und qualifikationsadäquat auszulasten.

3.2.2 Koordinationsaufgaben für die alltägliche Versorgung

Es ist jedoch davon auszugehen, dass es auch für die alltägliche Versorgung zu intensiver Koordination kommen muss, um zukünftig die vermehrt auftretenden Schnittstellen in der Patientenversorgung angemessen zu gestalten. Die dafür notwendigen Prozesse sind in Zusammenarbeit der verschiedenen medizinischen Versorgungseinrichtungen zu erarbeiten, datengestützt zu evaluieren und bei Bedarf weiterzuentwickeln. Sinnvoll wäre hier der Einbezug des ambulanten Sektors, von Rehabilitationseinrichtungen und weiterer medizinisch-pflegerischer Leistungserbringer. Abbildung 3.2 zeigt auf, welche Leistungsanbieter an gelungenen Kooperationen im Rahmen von Versorgungsnetzwerken beteiligt sein sollten, um eine umfassende Patientenbehandlung ohne Systembrüche gewährleisten zu können (► Abb. 3.2).

Auch hier ist Koordination unabdingbar. Diese Aufgabe sollte ebenfalls von Universitätskliniken bzw. ersatzweise von den für koordinierende Aufgaben benannten Einrichtungen wahrgenommen werden.

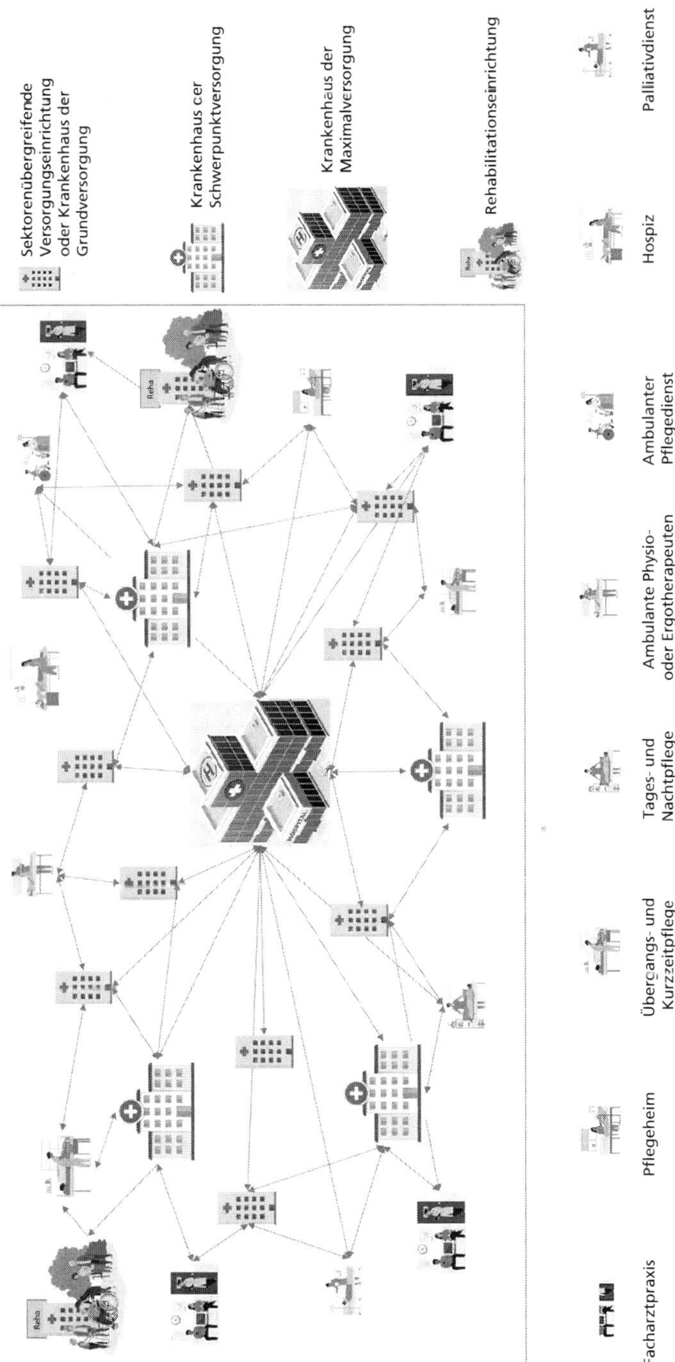

Abb. 3.2: Möglichst an der Entwicklung von regionalen Vernetzungsprozessen zu beteiligende Leistungserbringer

3.3 Qualitätssichernde Maßnahmen in Gesundheitsregionen und Versorgungsnetzwerken

Die Zusammenarbeit der verschiedenen Gesundheitseinrichtungen kann nur verbessert werden, wenn feste Absprachen über Indikationsstellungen, Behandlungsstrategien, Umgang mit Komplikationen und Aktivitäten des Entlassmanagements gemeinsam erarbeitet und abgestimmt umgesetzt werden. Um die Umsetzung effektiv gestalten zu können, muss auf digitalisierte Prozesse, interoperablen Dokumenten- und Datenaustausch und telemedizinische Unterstützung zurückgegriffen werden.

Im Rahmen der notwendigen und sinnvollen Vernetzung sollten deshalb feste, vertraglich abgesicherte Kooperationen angestrebt und gemeinsam angewendete Instrumente des Qualitätsmanagements genutzt werden.

Eine besondere Bedeutung hat in diesem Zusammenhang die elektronische Patientenakte. Solange sie Neuland darstellt und noch keine standardisierten, datenbankfähigen Daten enthält, können regionale Absprachen für die Befüllung hilfreich sein.

Hilfreich sind auch IT-Plattformen, die Patienten helfen, ihren stationären Aufenthalt vor- und nachzubereiten. Bereits 2023 wurde, ausgehend von der Bayerischen Krankenhausgesellschaft und im Rahmen einer Förderung durch das Krankenhauszukunftsgesetz, eine Initiative gegründet, an der sich mehr als 100 vorwiegend bayerische Krankenhäuser darauf verständigt haben, eine gemeinsame Plattform zu entwickelt und zu nutzen (Bayerische Krankenhausgesellschaft 2023): *»Zukünftig können die Patientinnen und Patienten digital Termine mit ihrer Klinik vereinbaren, vor der Aufnahme in ein Krankenhaus relevante Daten und Dokumente bereitstellen oder bei der Entlassung zur Anschlussheilbehandlung in der Auswahl des geeigneten Leistungserbringers unterstützt werden. Das digitale Gesundheitswesen ist damit nicht länger Theorie, sondern wird demnächst für Millionen bayerische Patientinnen und Patienten Realität werden«*.

Auch wenn es derzeit durch einen Anbieterwechsel für die technische Umsetzung des Projektes zeitliche Verzögerungen geben kann, wird ein solches Patientenportal umgesetzt werden. Um die darin vorhandenen Möglichkeiten sinnvoll nutzen zu können, müssen die Schnittstellen für alle in der IT umgesetzten Prozesse in die Einrichtung hinein geklärt werden. So müssen die von den Patienten gebuchten Termine Berücksichtigung finden und in Bezug auf die benötigten personellen, technischen, räumlichen und anderen Ressourcen vorbereitet werden. Die hochgeladenen Daten müssen vor dem Erstkontakt mit dem Patienten sowohl von ärztlicher als auch von pflegerischer Seite zur Kenntnis genommen werden, um unnötige Fragen z. B. in der Anamneseerhebung und der pflegerischen Aufnahme zu vermeiden. Dazu müssen klare Verantwortlichkeiten benannt werden, was vor dem Hintergrund der Personalqualifikationen und der Anrechenbarkeit von ärztlichem Personal für verschiedene Leistungsgruppen besondere Beachtung verdient.

3.3.1 Erste Gesundheitszentren entstehen

Auch wenn die endgültige Ausgestaltung einer Krankenhausreform mit einer von Grund auf neuartigen Bedarfsplanung in den meisten Bundesländern noch in den Anfängen steckt, fangen zahlreiche Krankenhausträger bereits jetzt an, ihre Einrichtungen neu auszurichten. Mehrere Beispiele für die Umsetzung einer »sektorenübergreifenden Versorgungseinrichtung« – wie sie im KHVVG bezeichnet werden – werden unter Berücksichtigung regionaler Gegebenheiten ausgestaltet. Die aufgeführten Beispiele haben keinen Anspruch auf Vollständigkeit.

Regionales Gesundheitszentrum Holzminden

Ab dem 01.04.2025 wurde ein Regionales Gesundheitszentrum (RGZ) in Holzminden am Standort eines ehemaligen Agaplesion-Krankenhauses eröffnet (Niedersächsische Staatskanzlei 2025). Dieses war Ende 2023 geschlossen worden. Es wurde nunmehr mit 18 internistischen und zwei chirurgischen Betten neu in den Krankenhausbedarfsplan aufgenommen. Vor der Inbetriebnahme wurde – mit beachtlicher finanzieller Hilfe von Stadt und Landkreis Holzminden – in dessen Räumen bereits ein großes Facharztzentrum, das als Medizinisches Versorgungszentrum (MVZ) Holzminden arbeitet, aufgebaut. Es umfasst acht Facharztpraxen mit rund 65 Mitarbeitern mit den Fachgebieten Chirurgie, Gynäkologie, Kardiologie, Neurologie, Gastroenterologie, Anästhesie, Allgemeinmedizin und Radiologie. Es gibt die Möglichkeiten zur Erstellung von CT- und MRT-Aufnahmen. In den OP-Sälen des ehemaligen Krankenhauses operiert das Fachpersonal der chirurgischen MVZ-Facharztpraxis. Diese können bei Bedarf die zwei chirurgischen Betten belegen. Die Einrichtung ist nach Ankum-Bersenbrück, Bad Gandersheim und Norden bereits die vierte Miniklinik dieser Art in Niedersachsen.

Regionales Gesundheitszentrum Norden

Auch in anderen Bundesländern hat bereits der Umbau der Krankenhausversorgung insbesondere für kleine Einrichtungen begonnen. Die vom Landkreis Aurich und der kreisfreien Stadt Emden gegründete gemeinsame Trägergesellschaft Kliniken Aurich-Emden-Norden mbH hat mit dem Bau eines Zentralklinikums in Georgsheil/Uthwerdum begonnen. Einer der Altstandorte, die Ubbo-Emmius-Klinik Norden, wurde bereits 2023 in ein Regionales Gesundheitszentrum (RGZ) umgewandelt. Die Notfallambulanz ist nun nicht mehr ganztägig geöffnet, sondern nur noch tagsüber von Montag bis Samstag. Die somatische Abteilung des Krankenhauses mit 150 stationären Betten, die meist nur zu einem Drittel ausgelastet waren, wurde auf 25 Betten reduziert. Die intensivmedizinische Versorgung, die operative Einheit und auch große Teile des funktionsmedizinischen Angebotes wurden schrittweise an die beiden anderen Standorte des Klinikverbunds verlagert, die Psychiatrie blieb von der Transformation unberührt (kma Online 2025). Dabei orientiert man sich am über den Innovationsfonds geförderten Projekt Statamed (AOK-Bundesverband 2025).

Dieses Projekt beschreibt eine neue Versorgungsform für die kurzstationäre allgemeinmedizinische Behandlung in strukturschwachen ländlichen und städtischen Regionen. »*Sie besteht aus einer kleinen Klinik beziehungsweise einer separaten Station mit einer allgemeinmedizinischen Abteilung (und je nach regionalem Bedarf wenigen operativen Belegbetten) ohne Notaufnahme. Die STATAMED-Einrichtung verfügt über eine medizintechnische Basisausstattung und eigene Allgemeinmediziner und Internisten sowie Pflegepersonal.*« Dabei besteht das Besondere darin, dass Patienten von einem interdisziplinären Team, bestehend aus miteinander vernetzten Arztpraxen, Rettungsdienst, stationären Pflegeeinrichtungen, ambulanten Pflegediensten und ärztlichem und pflegerischem Krankenhauspersonal, versorgt werden. Dadurch sollen stationäre Einweisungen verhindert werden.

In einer solchen Konstellation, in der eine Versorgungseinrichtung, die ambulante und stationäre Angebote umfasst, neu aufgebaut wird, muss besonderer Wert auf die Gestaltung der Prozesse gelegt werden. Hierbei sind neben der wirtschaftlichen Betriebsführung insbesondere Aspekte von Qualität und Patientensicherheit zu beachten. Auch sind besonders die Schnittstellen zu klären.

Für diese – wie auch alle anderen vergleichbaren sowohl stationären als auch ambulanten – Gesundheitseinrichtungen gelten neben der QM-Richtlinie des G-BA auch weitere GBA- und Hygiene-Vorgaben. Auch wenn das konkrete Leistungsspektrum, das der Gesetzgeber diesen Einrichtungen zugesteht, gemäß § 115 g SGB V *Behandlung in einer sektorenübergreifenden Versorgungseinrichtung* erst noch bis Ende 2025 durch die DKG und den GKV-SV erarbeitet werden soll, ist zu erwarten, dass dort Fälle stationär behandelt werden, die der gesetzlichen datengestützten Qualitätssicherung unterliegen. Dies betrifft z. B. Eingriffe zur Gynäkologie, Cholezystektomie, aber auch das QS-Verfahren zur postoperativen Wundinfektion.

Da der Gesetzgeber auch festgelegt hat, dass DKG und GKV-SV noch definieren, welche Leistungen dort mindestens angeboten werden sollen, muss daraufhin ggf. das Leistungsspektrum sogar erweitert werden.

4 Besondere Rahmenbedingungen für Krankenhäuser auf der Grenze der Sektoren

Einige der in den verschiedenen Stellungnahmen der Regierungskommission enthaltenen Empfehlungen, insbesondere jedoch die »Zehnte Stellungnahme und Empfehlung der Regierungskommission für eine moderne und bedarfsgerechte Krankenhausversorgung – Überwindung der Sektorengrenzen des deutschen Gesundheitssystems« (BMG 2024) befassen sich mit dem Thema: »Die sektoralen Trennungen – insbesondere die ambulant-stationäre Sektorentrennung – erzeugen erhebliche Fehlsteuerungen und weitere Probleme, die zum Teil bereits seit Jahrzehnten benannt werden«. Die eingefügte Grafik – zusammengetragen von der Regierungskommission – zeigt die aus der Sektorentrennung resultierenden Probleme im Sinne von Qualitätsdefiziten aus der Sicht der verschiedenen Interessengruppen auf (▶ Abb. 4.1).

Die Stellungnahme beschreibt, welche Möglichkeiten der ambulanten Leistungserbringung im stationären Sektor heute bereits bestehen und welche Versorgungsmodelle an Leistungserbringer beider Sektoren adressiert sind. Die wichtigsten sind in Abbildung 4.2 zusammengestellt (▶ Abb. 4.2).

Als zentrale Empfehlung wird als kurzfristige Maßnahme zur Überwindung der Sektorengrenzen die Bildung von sog. Level-Ii-Krankenhäusern beschrieben. Diese »sektorenubergreifenden Versorgungseinrichtungen« (SÜV) – wie sie im KHVVG bezeichnet werden – sollen verschiedene weitere Möglichkeiten erhalten, an der Grenze von stationärer und ambulanter Versorgung tätig zu werden. Abbildung 4.3 zeigt die im KHVVG beschriebenen Versorgungsformen auf, die ein solches Krankenhaus erbringen können soll (▶ Abb. 4.3).

Sektorenübergreifende Versorgungseinrichtungen sollen Krankenhäuser sein, die wohnortnah die stationäre Krankenhausbehandlung von Patienten mit noch festzulegenden Erkrankungen der Inneren Medizin und Geriatrie versorgen. Zusätzlich sollen sie belegärztliche Leistungen erbringen dürfen, soweit sie von der jeweiligen Planungsbehörde übertragen werden. Auf der Basis einer Ermächtigung zur Teilnahme an der vertragsärztlichen Versorgung sollen sie auch ambulante Eingriffe und hausärztliche Leistungen erbringen dürfen. Schließlich sind in der rechtlichen Hülle des Krankenhauses Leistungen der Übergangs- und Kurzzeitpflege möglich.

Daneben soll die Möglichkeit gegeben werden, in selbständigen, organisatorisch und wirtschaftlich vom Krankenhaus getrennten Pflegeabteilungen Kurzzeitpflege, Tages- und Nachtpflege nach dem SGB XI zu erbringen.

Ihnen soll damit eine zentrale Rolle bei einer sektorenübergreifenden und integrierten Gesundheitsversorgung zukommen, was wegen des skizzierten Leistungsspektrums enge Kooperationen voraussetzt. Durch diese umfangreiche Er-

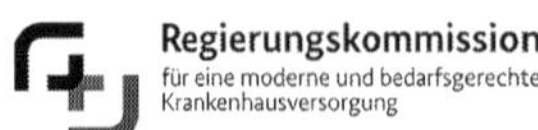

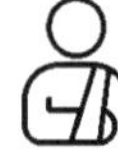

Aus Sicht der Patientinnen und Patienten

- fehlende Behandlerkonstanz
- unnötige stationäre Behandlung beeinträchtigt die Patientensicherheit (z. B. unnötige Medikationsumstellung nach stationärer Aufnahme; Verschlechterung kognitiver Funktionen hochbetagter Patienten durch Herausnahme aus dem häuslichen Umfeld; nosokomiale Infektionen)
- unnötige stationäre Behandlungen sind zumeist gegen die Patientenpräferenz einer ambulanten Versorgung
- Patientengefährdung beim Übergang zwischen ambulanter und stationärer Versorgung durch unzureichenden Informationsfluss
- ungeklärte Anschlussbehandlung nach stationärer Entlassung
- nach (längerer) Krankenhausbehandlung müssen Patienten für Rezept und Krankschreibung häufig rasch einen ambulanten Termin organisieren und wahrnehmen
- umständliche Bürokratie und lange Wege für Patienten, zum Beispiel, um Einweisung zu organisieren
- unnötige Doppeluntersuchungen, zum Teil risikobehaftet (etwa durch Röntgenstrahlen)
- inhaltlich nicht begründbare unterschiedliche Dokumentations- und Qualitätssicherungsanforderungen beeinträchtigen die Patientensicherheit

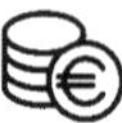

Aus Sicht der Kostenträger und des Gesundheitssystems

- unzureichende Planungsabstimmung ambulanter und stationärer Strukturen
- die sektorale Trennung behindert die Ausschöpfung des ambulanten Potenzials
- zahlreiche häufige Eingriffe werden in Deutschland überwiegend stationär, im europäischen Ausland aber sehr viel häufiger ambulant erbracht, zum Beispiel Cholezystektomien, Hernien-Operationen oder Prostataresektionen
- aus der Sektorentrennung resultiert ein Fehlanreiz zu stationärer Behandlung mit hoher Zahl an Krankenhausbetten und stationären Fällen
- Doppelstrukturen („doppelte Facharztschiene") binden unnötig knappes Personal und knappe Finanzressourcen; kostenintensive Behandlungsräume und medizinische Geräte werden nicht effizient genutzt (Schließung außerhalb der Praxisöffnungszeiten; Leerstand vorgehaltener Notfallstrukturen in den Krankenhäusern)
- kostspielige Doppeluntersuchungen
- kostspielige zusätzliche ambulante Termine vor und nach stationärer Behandlung (für Einweisung, für Rezept und Krankschreibung)
- getrennte Finanzierungssysteme sind überkomplex mit der Gefahr ungleicher Vergütung für vergleichbare Leistungen

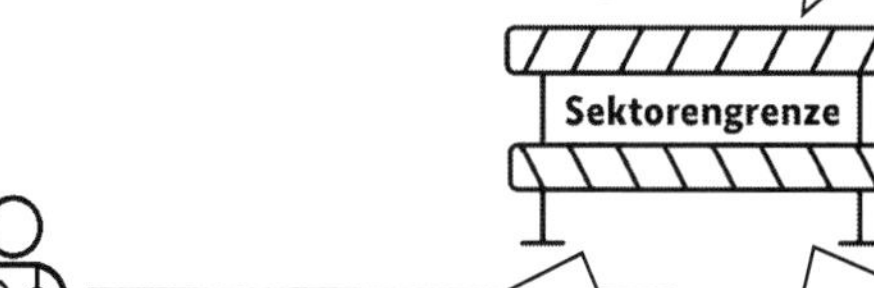

Aus Sicht der ambulanten Leistungserbringer

- Ärztinnen und Ärzte für den ambulanten Bereich werden überwiegend stationär ausgebildet
- ein Großteil der stationären Behandlungen dauert nur ein bis drei Tage und hätte ein Potenzial, auch ambulant erbracht zu werden
- ungenügender Informationsfluss nach stationärer Entlassung
- unzureichende Einbindung langjähriger ambulanter Behandler in die stationäre Therapie

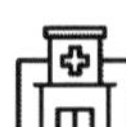

Aus Sicht der stationären Leistungserbringer

- unzureichende Patienteninformationen bei stationärer Aufnahme
- die komplexen (und teuren) Krankenhausstrukturen (Zusammenarbeit verschiedener medizinischer Fächer und Professionen; apparative Ausstattung) werden allenfalls eingeschränkt für die ambulante Versorgung genutzt
- Krankenhausärzte kennen den Langzeitverlauf chronischer oder rezidivierender Erkrankungen aufgrund mangelnder ambulanter Erfahrung nicht aus eigener Anschauung

Abbildung 1:
Aus der ambulant-stationären Sektorentrennung resultierende Schwierigkeiten (Auswahl)

Abb. 4.1: Auszug aus der zehnten Stellungnahme der Regierungskommission (© BMG 2024, mit freundlicher Genehmigung)

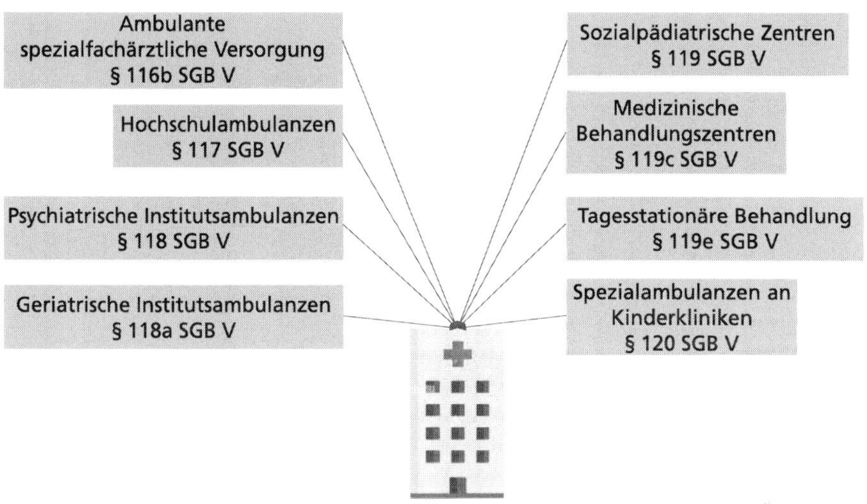

Abb. 4.2: Bestehende ambulante Versorgungsmodelle für Krankenhäuser

weiterung der Versorgungsmodelle, die in einer solchen sektorenübergreifenden Versorgungseinrichtung möglich sein soll, entsteht die Notwendigkeit, auch diese in Bezug auf ihre Qualität zu planen und durch geeignete Prozesse umzusetzen. Die Vorgehensweisen sollten jeweils mit den vor- und nachversorgenden Gesundheitseinrichtungen abgestimmt werden.

Die in der zehnten Stellungnahme geäußerte Empfehlung: »*Zur Sicherung der Behandlungsqualität sollen von den Selbstverwaltungspartnern, z.B. im Gemeinsamen Bundesausschuss (G-BA), Personal- und andere Strukturqualitätsvorgaben für Level-Ii-Krankenhäuser ausgearbeitet werden.*« (BMG 2024) wurde im KHVVG so nicht aufgegriffen. Stattdessen werden im einschlägigen Paragrafen 115 g SGB V *Behandlung in einer sektorenübergreifenden Versorgungseinrichtung* diese Aufgaben der Deutschen Krankenhausgesellschaft und dem Spitzenverband Bund der Krankenkassen im Benehmen mit dem Verband der Privaten Krankenversicherung zugewiesen. In Absatz 3 Nr. 4 wird dann auch formuliert, dass diese Organisationen festzulegen haben »*welche Anforderungen an die Qualität, Patientensicherheit und Dokumentation der Erbringung der nach den Nummern 1 bis 3 vereinbarten stationären Leistungen und an die in Nummer 3 genannte Kooperation gestellt werden und wie diese aufwandsarm geprüft werden.*«

Das KHVVG stellt klar, dass es sich bei den dort so genannten sektorenübergreifenden Versorgungseinrichtungen weiterhin um Krankenhäuser handelt. Für diese gilt also auch die »Richtlinie des Gemeinsamen Bundesausschusses über grundsätzliche Anforderungen an ein einrichtungsinternes Qualitätsmanagement« (Gemeinsamer Bundesausschuss 2024).

Auch alle weiteren untergesetzlichen und behördlichen Vorgaben, wie z.B. die weiteren Vorgaben des Gemeinsamen Bundesausschusses (G-BA) oder des Robert-Koch-Institutes, sind für sie umzusetzen, sofern sie für das angebotene Leistungsspektrum zutreffen.

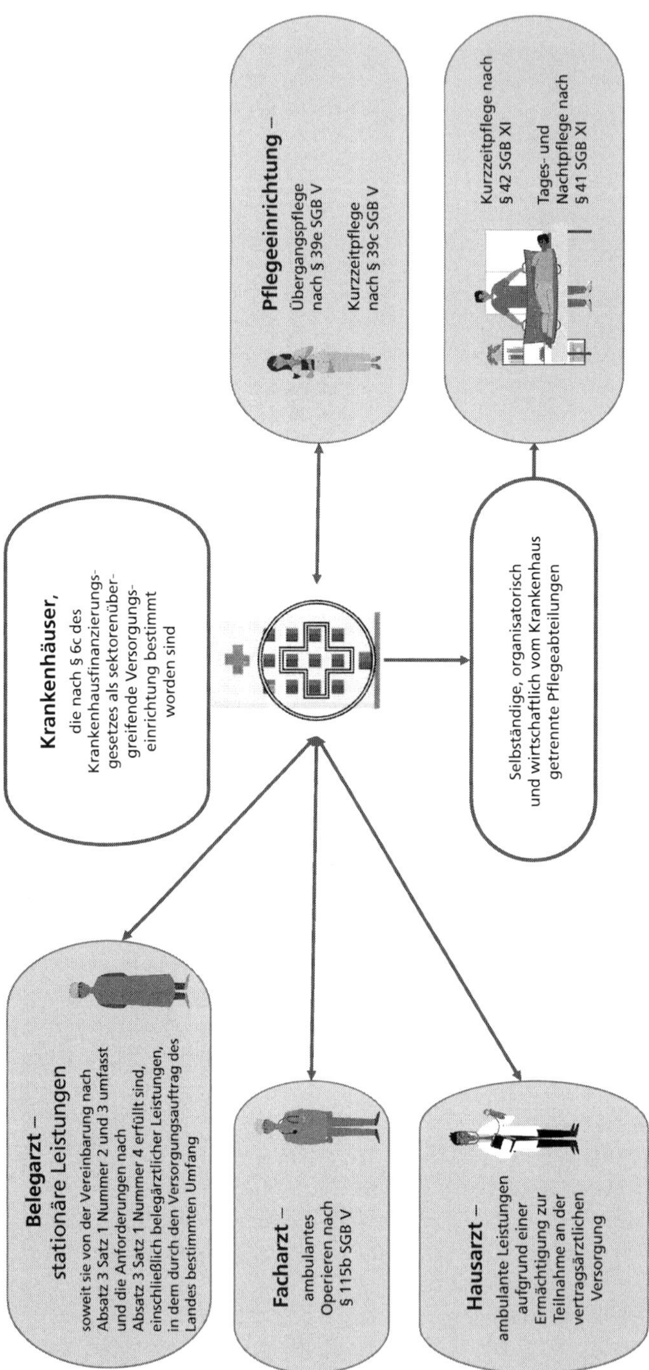

Abb. 4.3: Level Ii oder sektorenübergreifende Versorgungseinrichtungen – wie sie das KHVVG definiert

Sofern mit dem weiteren Fortschritt der Krankenhausreform nicht noch andere Regelungen greifen, ergeben sich daraus zahlreiche Qualitätsvorgaben. Sie betreffen z.B.

- die Pflegepersonaluntergrenzen,
- die datengestützte Qualitätssicherung,
- Berichtspflichten für einen Qualitätsbericht und den Bundes-Klinik-Atlas und
- Strukturvorgaben mit den daraus resultierenden Prüfungen und Meldepflichten.

Zusätzlich dazu müssen sie – resultierend aus den Vorgaben aus dem KHVVG – auch die Anforderungen an Qualität, Patientensicherheit und Dokumentation für diejenigen Leistungsgruppen einhalten, die ihnen zugeordnet werden. Durch die benannten Organisationen können jedoch durchaus weitere qualitätssichernde Maßnahmen und Instrumente des klinischen Risikomanagements hinzukommen.

4.1 Zusammenarbeit von sektorenübergreifenden Versorgungseinrichtungen mit Krankenhäusern mit einem komplexeren Leistungsangebot

Trotz der zusätzlich geplanten Möglichkeiten der Leistungserbringung für sektorenübergreifende Versorgungseinrichtungen sind diese vor allem in Bezug auf das zu erwartende medizinische Basisangebot mit den entsprechenden Leistungsgruppen auf eine intensive Zusammenarbeit mit weiteren medizinischen und pflegerischen Leistungsanbietern angewiesen. Das betrifft die zu erbringenden ambulanten und hausärztlichen Leistungen ebenso wie die stationären und pflegerischen. Aufgrund des eingeschränkten Leistungsspektrums im medizinisch-stationären Setting müssen sektorenübergreifende Versorgungseinrichtungen mit den Leistungspartnern für verschiedene Patientengruppen Vorgehensweisen entwickeln und etablieren. Es handelt sich um weiterzuverlegende Patienten ebenso wie um zuverlegte Patienten.

4.1.1 Weiterzuverlegende Patientengruppen

Aufgrund des eingeschränkten und nach der Definition der Leistungsgruppen klar umrissenen stationären Leistungsangebotes von sektorenübergreifenden Versorgungseinrichtungen müssen diese insbesondere folgende Prozesse neu und mit einem Fokus auf die Patientensicherheit und Versorgungsqualität angemessen gestalten:

- Die Diagnostik von ihnen zugegangenen Notfallpatienten insbesondere mit Fokus auf die Erstdiagnose im Hinblick auf das Erkennen einer ggf. notwendigen Weiterverlegung
- Den Umgang mit Notfallpatienten, die zwar nicht dem zugewiesenen therapeutischen Spektrum entsprechen, jedoch wegen des klinischen Zustandes und mangelnder Verlegungsfähigkeit oder -möglichkeit zunächst mindestens stabilisiert und anbehandelt werden müssen
- Die Weiterverlegung von elektiven Patienten, bei denen im Rahmen der Diagnostik eine Erkrankung festgestellt wird, die nicht zum zugewiesenen Leistungsspektrum gehört

Für die Anbehandlung von Patienten, die in ein Krankenhaus mit einem Versorgungsauftrag mit komplexeren medizinischen Leistungen verlegt werden müssen, muss eine geregelte Zusammenarbeit geplant und umgesetzt werden. Erfolgt die Zusammenarbeit zumindest teilweise über telemedizinische Anwendungen, sind auch hierfür Prozesse und Verantwortlichkeiten zu regeln. Diese beziehen sich auf die gemeinsame Behandlung im Rahmen sowohl elektiver als auch halbelektiver Versorgung. Es müssen aber auch Regularien und Behandlungspfade für Notfälle abgestimmt werden.

4.1.2 Zuverlegte Patienten

Sektorenübergreifenden Versorgungseinrichtungen soll es gemäß KHVVG möglich sein, unter bestimmten Voraussetzungen auch stationär behandlungsbedürftige Patienten zu versorgen, die Leistungen benötigen, die nicht ihrem eigentlichen Leistungskatalog entsprechen. Es wird sich hier z. B. um die Aufnahme von in einem Krankenhaus höherer Leistungsstufe anbehandelten Patienten zum Zwecke der heimatnahen Weiterbehandlung bis zur Entlassung oder bis zur notwendigen rehabilitativen Behandlung handeln. Voraussetzung dafür ist eine längerfristige Kooperation und im notwendigen Umfang telemedizinische Unterstützung. Ein Katalog der dafür geeigneten Leistungen ist gemäß § 115 g SGB V *Behandlung in einer sektorenübergreifenden Versorgungseinrichtung* noch zu erarbeiten. Denkbar ist es, dass die für die Erarbeitung eines solchen Kataloges verantwortlichen Vertragsparteien einen Leistungskatalog entwickeln, der auch die heute teilweise in einer Fachklinik betreuten Patientengruppen umfasst.

Für alle diese Patientengruppen sollten möglichst klare Vorgehensweisen erarbeitet werden. Für die Weiterbehandlung von Patienten, bei denen in Einrichtungen mit einem Versorgungsauftrag für komplexere Leistungsgruppen die Kernleistung bereits erbracht wurde und in einer sektorenübergreifenden Versorgungseinrichtung der weitere Genesungsprozess vor allem pflegerisch unterstützt werden soll, müssen für wesentliche Indikationsgruppen Behandlungsstandards erarbeitet und umgesetzt werden (► Abb. 4.4). Diese sollten Gegenstand von Verfahrensanweisungen sein,

- die interdisziplinär und interprofessionell in der sektorenübergreifenden Versorgungseinrichtung selbst erarbeitet werden, um die Weiterbehandlung zuverlegter Patienten zu regeln. Hier sind es insbesondere Entscheidungskriterien und -befugnisse, der Umgang mit Komplikationen und das Entlassmanagement, die geregelt werden müssen.
- die gemeinsam mit denjenigen Einrichtungen entwickelt werden, mit denen die Zusammenarbeit stattfindet. Insbesondere muss der Zustand des Patienten beschrieben werden, in dem er als verlegungsfähig gilt. Zusätzlich sollten Behandlungsstandards und -prinzipien beschrieben werden, die den weiteren Genesungsprozess gewährleisten.

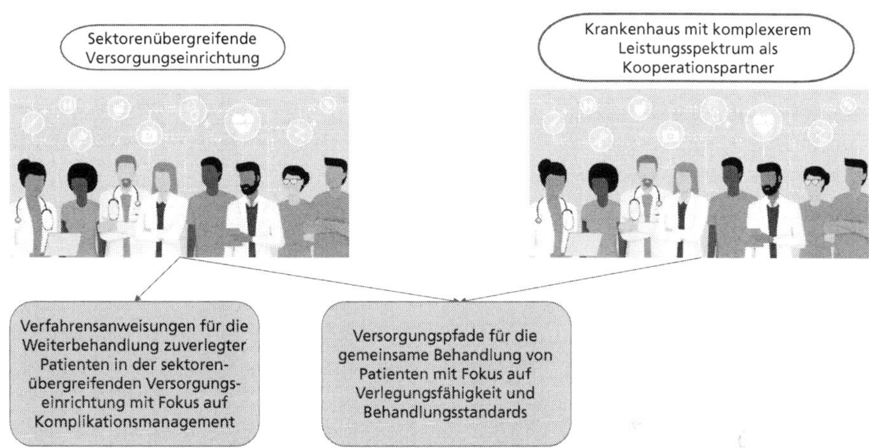

Abb. 4.4: Patientengruppen, für die im Rahmen der Kooperation zwischen Leistungsanbietern Verfahrensanweisungen benötigt werden

Bei der Beschreibung des Gesundheitszustandes, in dem ein Patient in eine sektorenübergreifende Versorgungseinrichtung verlegt werden kann, sollten verschiedene Kriterien bzw. Befunde pro Patientengruppe festgelegt werden. Dadurch sollte der Zustand, in dem sich ein Patient einer bestimmten Indikationsgruppe befinden muss, um als verlegungsfähig zu gelten, möglichst präzise beschrieben werden. Es sind verschiedene Kriterien bzw. Befunde, bei denen im erstbehandelnden Krankenhaus zunächst Versorgungsziele bei jedem Patienten erreicht sein müssen, damit er als verlegungsfähig eingestuft werden kann. Diese können betreffen:

1. Physiologische Grundfunktionen
2. Organbezogene Funktionalität
3. Krankheitsspezifische Symptome
4. Mobilität
5. Körperliche Belastbarkeit

6. Befähigung des Patienten im Umgang mit seinem Gesundheits- bzw. Genesungszustand
7. Informiertheit des Patienten über mögliche Komplikationen und kritische Symptome
8. Komplikationsfreiheit
9. Schmerz
10. Wundverhältnisse
11. Ernährung
12. Medikation

Nicht für jede Patientengruppe muss jeder dieser Aspekte definiert werden: Nicht jeder Patient muss Medikamente einnehmen, nicht bei jeder Patientengruppe treten Schmerzen auf oder ist eine Wunde zu versorgen. Die Liste eignet sich jedoch als Matrix für die Erarbeitung patientengruppenspezifischer Behandlungsziele für die Verlegungsfähigkeit.

Da auch in sektorenübergreifenden Versorgungseinrichtungen unerwartet Komplikationen auftreten können und sich der Zustand des Patienten verschlechtern kann, müssen dafür Triggerpunkte definiert werden. Tritt ein bestimmtes Symptom auf oder ein bestimmter Zustand beim Patienten ein, sollte definiert sein, wie das weitere Vorgehen gestaltet werden soll: Wer soll dafür konsultiert werden und wer mit welcher Qualifikation darf dies entscheiden. Wann ist die vorbehandelnde Einrichtung z. B. zu einem Telekonsil zu kontaktieren? Wann muss ggf. eine Rückverlegung erfolgen? Die Kriterien dafür sollten gemeinsam und einrichtungsübergreifend, interdisziplinär und interprofessionell erarbeitet und festgelegt sein.

4.2 Zusammenarbeit mit Belegärzten

Gerade kleine Krankenhäuser, die zukünftig zu SÜV ausgebaut werden, werden überdurchschnittlich häufig mit Belegärzten zusammenarbeiten. In SÜV ist eine Zusammenarbeit mit Belegärzten explizit als auch weiterhin bestehende Möglichkeit der Leistungserbringung beschrieben (▶ Abb. 4.3). Die Leistungen der Belegärzte können auf die im KHVVG geforderten Personalvorgaben in allen Leistungsgruppen angerechnet werden. Ob für eine reine Belegabteilung auch die Vorgaben von meist drei Fachärzten pro Leistungsgruppe Leistungsvoraussetzung ist und mit welchem Anteil die Anrechnung eines Belegarztes erlaubt sein soll, scheint noch in der Schwebe. Es ist deshalb ratsam, mit jedem Belegarzt eine klare Absprache über die Anwesenheitszeiten im Krankenhaus und die Erbringung von Rufbereitschaftsdiensten zu schließen. Auch über eine Dokumentation der Anwesenheitszeiten und den Ort der Erbringung von Aufklärungsleistungen, Patienteninformation und Leistungen des Entlassmanagements sollte eine Absprache bestehen.

Belegärztliche Leistungen im Krankenhaus unterliegen den Anforderungen der QM-Richtlinie des G-BA. Deren konsequente Umsetzung erhält vor dem Hintergrund der Reform eine gestiegene Bedeutung.

4.3 Pflegerische Angebote

Das KHVVG sieht vor, dass SÜV pflegerische Angebote vorhalten können (▶ Abb. 4.3). Diese können teilweise in gesellschaftsrechtlicher Einheit mit dem Krankenhaus Leistungen nach § 39e SGB V *Übergangspflege* im Krankenhaus und nach § 39c SGB V *Kurzzeitpflege bei fehlender Pflegebedürftigkeit* unter pflegerischer Leitung angeboten werden. In diesem Fall unterliegen diese Bereiche ebenfalls der QM-Richtlinie des G-BA. Die für längstens 10 Tage mögliche Übergangspflege kann folgende Leistungen umfassen:

- Die Versorgung mit Arznei-, Heil- und Hilfsmitteln
- Grund- und Behandlungspflege und Aktivierung
- Ein Entlassmanagement

Im Einzelfall kann die Übergangspflege aber auch ärztliche Behandlung umfassen. Wie die Leitungsstruktur einer solchen Einheit aussehen kann, muss sorgfältig erwogen werden. Hinsichtlich der Hinzuziehung ärztlicher Leistungen sollten jedoch interprofessionell festgelegt sein, welche Befundkonstellationen und gesundheitlichen Zustände ein ärztliches Konsil oder eine ärztliche Mitbehandlung nach sich ziehen. Auch die Verantwortlichkeiten für die Auslösung eines solchen ärztlichen Konsils sollten festgelegt werden. Ein Organigramm, ergänzt um Verantwortungsbeschreibungen, ist dafür ein geeignetes Instrument.

Sollten Leistungen nach § 37 SGB V *Häusliche Krankenpflege* nicht ausreichen, ist es SÜV auch möglich, Leistungen der Kurzzeitpflege nach § 39c anzubieten – dies insbesondere auch nach ambulanten Operationen oder anderen ambulanten Krankenhausbehandlungen, sofern kein Pflegegrad besteht. Da der Gesetzgeber keine Einschränkungen macht, ob es sich um Leistungen nach § 115b oder nach § 115f SGB V handelt, ist jeweils zu klären, welche Rahmenbedingungen gelten.

Festgelegt ist in § 39e SGB V jedoch, dass das Vorliegen von Voraussetzungen für eine Übergangspflege nachvollziehbar zu dokumentieren ist. Sinnvoll ist es auch hier, dass Checklisten entwickelt werden, die häufige Gründe bereits auflisten, um so die Dokumentation und Nachvollziehbarkeit zu erleichtern. Der GKV-SV, der PKV-Verband und die DKG haben bereits 2021 das nähere zur Dokumentation vereinbart. Ein umfangreiches Musterdokument zur Dokumentation der Übergangspflege und zur Übermittlung an die Krankenkasse hat die DKG veröffentlicht (DKG 2021). Hierin sind im wesentlichen Daten zur Organisation einer Anschlussversorgung zu dokumentieren. Der die Übergangspflege begründende Zustand des Patienten ist freitextlich zu beschreiben. Um dies aus der Patientenakte nachvollziehen zu können, sollten diese Gründe mit Hilfe einer Checkliste umfassend und konkret benannt werden.

Zusätzlich zu diesen pflegerischen Leistungen soll es einer SVE möglich sein, Kurzzeitpflege nach § 42 SGB XI und Tages- und Nachtpflege nach § 41 SGB XI anzubieten. Dies muss dann allerdings in einer wirtschaftlich vom Krankenhaus unabhängigen Gesellschaft erfolgen. Das ist keine wirklich neue Möglichkeit, auch nicht, dass diese unter Leitung einer Pflegefachkraft geführt werden darf. Da es sich hier jedoch um Leistungen aus dem SGB XI handelt, sind alle dafür in Kraft befindlichen gesetzlichen und untergesetzlichen Vorgaben zu beachten.

5 Zusammenarbeit in Gesundheitsregionen und Versorgungsnetzwerken

Unabhängig davon, wie eine Reform der Krankenhausversorgung im Detail ausgestaltet werden wird, muss es zu einer engeren Zusammenarbeit zwischen den verschiedenen Krankenhäusern mit ihren unterschiedlich differenzierten Angeboten kommen. Diese wird sich über Datenströme, Telemedizin und unmittelbare persönliche Zusammenarbeit gestalten. Um diese Zusammenarbeit qualitativ hochwertig und patientenorientiert umsetzen zu können, sind verschiedene qualitätssichernde Instrumente hilfreich. Die Regierungskommission hat diese in ihrer siebten Stellungnahme vorgeschlagen (BMG 2023):

- gemeinsam geplante Behandlungsabläufe und sektorenunabhängige bzw. -übergreifende klinische Pfade vor allem für solche Krankheitsbilder zu erarbeiten, bei denen eine arbeitsteilige Versorgung zwischen den Einrichtungen regelhaft stattfindet;
- dem Entlassmanagement dabei ein besonderes Augenmerk zu widmen. Hierbei kommt einer Weiterbehandlung von vormals stationär behandelten Patienten ebenso Bedeutung zu wie ambulant am Krankenhaus Versorgten;
- Datentransparenz im Netzwerk zu pflegen, da dies die Basis für qualitätsbezogene Analysen entlang der Versorgungskette ist;
- das prospektive Instrument der Indikationsboards – in Anlehnung an die bekannten Tumorboards – für ausgewählte Fallkonstellationen zu etablieren;
- die retrospektiven analytischen Instrumente des Peer Review und gemeinsamer, regionaler Morbiditäts- und Mortalitätskonferenzen jeweils interdisziplinär und interprofessionell sowie strukturiert und regelmäßig zu nutzen sowie
- Patientenbefragungen mittels Patient Reported Experience Measurement (PREM) und Patient Reported Outcome Measurement (PROM) und
- die Anwendung von Shared Decision Making (SDM) sowie
- eine gegenseitige Unterstützung bei der Etablierung innovativer und leitliniengerechter Behandlungsmethoden zu pflegen.

Diese qualitätssichernden Instrumente (▶ Abb. 5.1) dienen der unmittelbaren Verbesserung der Patientenversorgung und wurden von der Regierungskommission auch als Bestandteil einer qualitätsabhängigen Vergütung beschrieben.

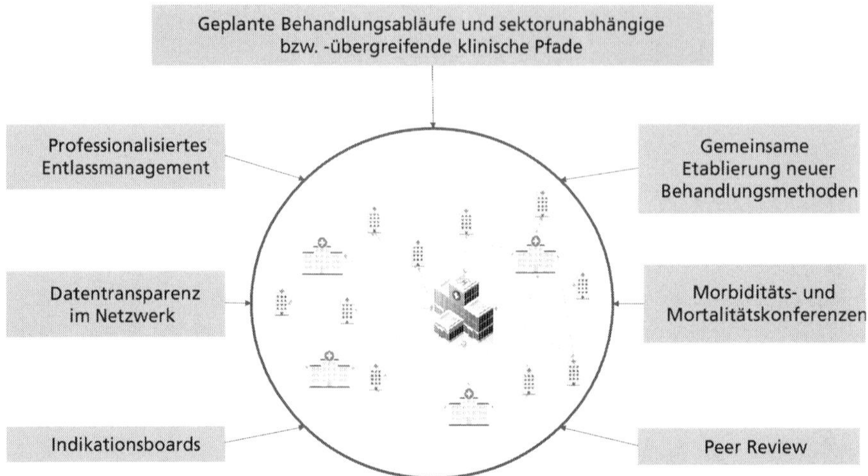

Abb. 5.1: Instrumente, die die Qualität in Gesundheitsnetzwerken verbessern

5.1 Sektorenunabhängige bzw. -übergreifende klinische Pfade und geplante Behandlungsabläufe

Der reibungslose Wechsel zwischen den verschiedenen Versorgungsebenen ist ein Qualitätskriterium der WHO (WHO 2025). Um die Behandlung entlang der gesamten Behandlungskette planvoll und damit für die Patienten reibungslos, sicher und medizinisch-pflegerisch-therapeutisch abgestimmt gestalten zu können, ist es sinnvoll, in einem Gesundheitsnetzwerk für die wesentlichen Krankheitsbilder klinische Pfade bzw. geplante Behandlungsabläufe zu erarbeiten. Dabei sind an der Erarbeitung nicht nur die stationären Leistungserbringer zu beteiligen, sondern auch die pflegerisch, therapeutisch und ambulant Tätigen. Für eine ausgewählte, z.B. KI-gestützte Erhebung und Verarbeitung von Routineparametern wie Blutdruck, Körpertemperatur bis hin zur Sauerstoffsättigung über entsprechende Sensoren können auch Apotheker in das Netzwerk und die Behandlungsabläufe eingebunden werden. Vor allem für solche Krankheitsbilder sind Behandlungspfade zu erarbeiten, bei denen eine arbeitsteilige Versorgung zwischen den Einrichtungen und ein Wechsel der Versorgungsebenen regelhaft und häufiger stattfindet. Aber auch für Krankheitsbilder, die eine im Wesentlichen standardisierte Versorgung erwarten lassen, lohnt sich die Erarbeitung. Sinnvoll ist es, für Krankheitsbilder wie Herzinfarkte, Schlaganfälle, Diabetes Mellitus oder Sepsis solche klinischen Pfade zu entwickeln. Diese Erkrankungen lassen erwarten, dass Patienten immer wieder Gesundheitsdienstleistungen in Anspruch nehmen, die teils zeitkritisch sind, wo aber auch relevante Nebendiagnosen und Langzeitschäden beachtet werden müssen. Da z. B. bei der Erkennung einer beginnenden Sepsis rasch Blutkulturen abgenommen und professionell bearbeitet werden müssen, ist es notwendig, mindestens an einer Stelle im Netzwerk die Möglichkeit zu haben, mikrobiologische Untersuchungen zu jeder Tages- und Nachtzeit an jedem Tag des Jahres beauftragen zu können. Da solche Labore kostenintensiv zu betreiben sind, sollte in einem Netzwerk dazu eine Vereinbarung bestehen.

Zu beachten ist bei der Erarbeitung von klinischen Pfaden, dass ein ausgewogenes Verhältnis zwischen einer generischen Formulierung und der Erarbeitung für eine spezielle Erkrankung, Prozedur oder Patientengruppe erfolgt (► Abb. 5.2).

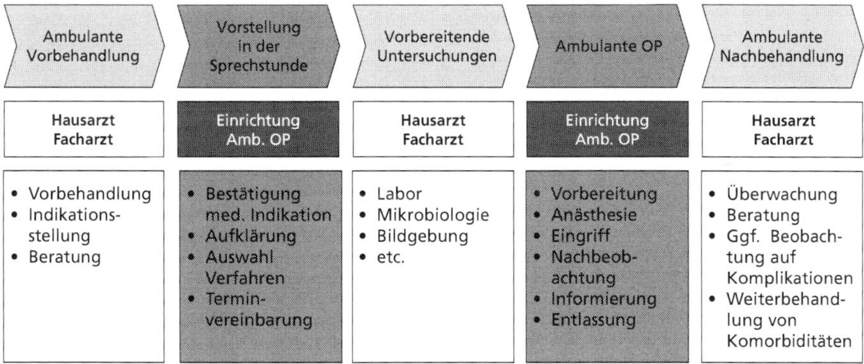

Abb. 5.2: Beispiel für einen generischen, sektorenübergreifenden Versorgungspfad

5.2 Entlassmanagement

Der Übergang von der stationären Krankenhausversorgung in eine weitergehende medizinische, rehabilitative oder pflegerische Versorgung stellt eine besonders kritische Phase der Behandlungs- und Versorgungskette für die betroffenen Patienten dar. Ein gut organisiertes Entlassmanagement – auch als Versorgungsmanagement bezeichnet – hilft Patienten, im Anschluss an einen stationären Aufenthalt den weiteren Genesungsprozess wirkungsvoll zu unterstützen. Da gerade das Entlassmanagement in vielen stationären Einrichtungen große Verbesserungspotenziale aufweist, hat der Gesetzgeber mit dem GKV-Versorgungsstärkungsgesetz von 2015 das Entlassmanagement umfassend reformiert. Nunmehr sind Krankenhäuser nach § 39 Abs. 1a SGB V verpflichtet, ein effektives Entlassmanagement zu gewährleisten. Der Gesetzgeber hat den Gemeinsame Bundesausschuss (G-BA) beauftragt, Regelungen für die Entlassung aus der stationären Behandlung zu schaffen. Der G-BA hat diese Aufgabe umgesetzt, indem er verschiedene Richtlinien erlassen hat. Diese regeln die Möglichkeiten der Krankenhäuser, für eine begrenzte Zeitspanne von sieben Tagen für Verbands-, Heil-, Hilfs- und Arzneimittel sowie Soziotherapie Verschreibungen vorzunehmen, eine Arbeitsunfähigkeitsbescheinigung auszustellen und häusliche Krankenpflege zu verordnen. Durch den Rahmenvertrag Entlassmanagement vom 01.07.2023 wurde verdeutlicht, dass Krankenhäuser ein geeignetes Assessment zur Erkennung des individuellen Bedarfs an Regelungen zum Entlassmanagement anwenden und einen Entlassplan aufstellen müssen (GKV-Spitzenverband 2023).

Auch heute noch darf vermutet werden, dass gerade der Wechsel der Versorgungsebenen große Verbesserungspotenziale aufweist. Das Institut für Qualitätssicherung und Transparenz im Gesundheitswesen (IQTIG) erarbeitet deshalb im Auftrag des G-BA ein Modul für die datengestützte Qualitätssicherung. Wichtig wäre es hier, die Anforderungen an diejenigen Prozesse, die an eine gute Entlassung gestellt werden, zu verifizieren. Dazu gehört die Durchführung eines orientierenden und bei Bedarf differenzierenden Assessments bereits bei der Aufnahme, um bei jedem einzelnen Patienten den Bedarf an Entlassungsvorbereitungen rechtzeitig zu eruieren. Auch die Mitgabe eines Medikationsplans, wenn nötig überbrückende Medikamente sowie eine Arbeitsunfähigkeitsbescheinigung könnten überprüft werden. Für die Kooperation und Kommunikation mit den weiterbehandelnden Einrichtungen ist die Aushändigung eines Entlassbriefes bereits bei der Entlassung bedeutsam.

Neben einer fallbezogenen Dokumentation sollte auch eine Einrichtungsbefragung und eine Patientenbefragung Bestandteil der Qualitätssicherung sein.

5.2.1 Der elektronische Medikationsplan

Um die Übergänge zwischen den Leistungserbringern und damit auch zwischen den Sektoren zu erleichtern und Arzneimitteltherapierisiken zu vermindern, wurde 2015 mit dem Gesetz für sichere digitale Kommunikation und Anwendungen im Gesundheitswesen sowie zur Änderung weiterer Gesetze (eHealth-Gesetz) in § 31a SGB V *Medikationsplan* die Verpflichtung verbunden, Patienten, die gleichzeitig mehr als drei Medikamente einnehmen, auf deren Wunsch einen Medikationsplan auszuhändigen. Über diese Möglichkeit ist der Patient zu informieren. Dieser Medikationsplan muss auch Medikamente enthalten, die der Patient aus eigenem Antrieb anwendet, sowie Medizinprodukte, die die eingenommenen Medikamente beeinflussen könnten. Auch Anwendungshinweise sind zu dokumentieren. In der 12. Änderungsvereinbarung zum Rahmenvertrag Entlassmanagement (GKV-Spitzenverband 2024) wurde auf diesen Paragrafen verwiesen, um zu verdeutlichen, dass der elektronische Medikationsplan zum Entlassmanagement gehört. Sollte in einer Einrichtung dazu noch keine genügende Umsetzung erfolgt sein, ist dies unbedingt nachzuholen. Festzulegen ist, wer sich um die Ausfertigung kümmert, den Ausdruck veranlasst und die Übergabe an den Patienten übernimmt, um ggf. beim Patienten oder seinen Angehörigen auftretende Fragen zu klären.

5.2.2 Arztbrief und Entlassbrief

Der Arzt- oder Entlassbrief stellt ein wichtiges Dokument für die Kommunikation zwischen Ärzten dar und ist eine Urkunde. Auch für nachbehandelnde pflegerische Leistungserbringer und Therapeuten enthält er wichtige Informationen. Er dient dazu, Informationen über die Patientenbehandlung lückenlos und eindeutig formuliert an Mit- oder Weiterbehandelnde weiterzugeben. Ein solcher Brief ist damit ein wichtiges Dokument zur Qualitätssicherung einer über Sektorengrenzen oder Gesundheitseinrichtungen hinweg stattfindenden Patientenbehandlung.

Das SGB V enthält keine Vorgaben zu Inhalt und Gestaltung eines Arztbriefes. Allerdings gibt es immer mehr Regelungen, die die Zusammenarbeit der Ärzte über die Sektorengrenzen hinweg, d. h. vom Vertragsarzt zum Krankenhaus, vom Krankenhaus zum Vertragsarzt oder vom Krankenhaus zur Reha-Klinik, verbessern sollen. Bereits die (Muster-)Berufsordnung für Ärzte sieht in § 7 Abs. 7 *Behandlungsgrundsätze und Verhaltensregeln* vor (Bundesärztekammer 2011): »*Bei der Überweisung von Patientinnen und Patienten an Kolleginnen oder Kollegen oder ärztlich geleitete Einrichtungen haben Ärztinnen und Ärzte rechtzeitig die erhobenen Befunde zu übermitteln und über die bisherige Behandlung zu informieren, soweit das Einverständnis der Patientinnen und Patienten vorliegt oder anzunehmen ist. Dies gilt insbesondere bei der Krankenhauseinweisung und -entlassung.*« In § 25 *Ärztliche Gutachten und Zeugnisse* der (Muster-)Berufsordnung wird ausgeführt: »*Gutachten und Zeugnisse, zu deren Ausstellung Ärztinnen und Ärzte verpflichtet sind oder die auszustellen sie übernommen haben, sind innerhalb einer angemessenen Frist abzugeben.*« Dieser Hinweis ist insoweit von Bedeutung, da auch heute noch Arztbriefe nicht immer direkt im Anschluss an die Behandlung mitgegeben werden und nicht selten erst verspätet erstellt und übermittelt werden.

Auch die Krankenhauseinweisungs-Richtlinie des G-BA enthält in § 5 *Zusammenarbeit mit dem Krankenhaus* die folgende Vorgabe für den Vertragsarzt, der einen Patienten in ein Krankenhaus einweist (Gemeinsamer Bundesausschuss 2025): »*Zur Unterstützung der Diagnostik und Therapie, zur Vermeidung von Doppeluntersuchungen und zur Verkürzung der Verweildauer im Rahmen der Krankenhausbehandlung hat die Vertragsärztin oder der Vertragsarzt der Verordnung von Krankenhausbehandlung die für die Indikation der stationären Behandlung der Patientin oder des Patienten bedeutsamen Unterlagen hinsichtlich Anamnese, Diagnostik und ambulanter Therapie beizufügen, soweit sie ihr oder ihm vorliegen.*«

Vorgaben zum Inhalt der Arztbriefe hat der Gesetzgeber nicht gemacht. Zu empfehlen ist jedoch, dass ein Arzt- bzw. Entlassbrief neben den persönlichen Angaben zum Patienten und der Angabe zur Dauer der Behandlung vor allem eine Liste der festgestellten Diagnosen und Nebendiagnosen mit der zutreffenden ICD-10-Klassifizierung enthält. Außerdem sollten alle durchgeführten Untersuchungen und Behandlungen, wichtige Befunde, die Epikrise und die Therapieempfehlungen bzw. empfohlene Schritte zur Weiterbehandlung angegeben werden.

Der Vertrag über ambulante Operationen gemäß § 115b SGB V (Deutsche Krankenhausgesellschaft 2025) verpflichtet den Operateur in § 7 *Unterrichtung des weiterbehandelnden Vertragsarztes*, den weiterbehandelnden Arzt mindestens mit einer Kurzinformation über Diagnose, Therapie, angezeigte Rehabilitationsmaßnahmen sowie die Beurteilung der Arbeitsfähigkeit zu übermitteln. Dies muss bei der Gestaltung der Prozesse für das ambulante Operieren beachtet werden.

5.3 Datentransparenz

Im Rahmen der gesetzlichen Qualitätssicherung wird seit Jahren versucht, Spätergebnisqualität der Bewertung zugänglich zu machen. Hier besteht jedoch regelhaft das Problem, dass diese Ergebnisse nicht nur einer Gesundheitseinrichtung zugeschrieben werden können. Insbesondere bei schlechten Ergebnissen und gehäuften Komplikationen ist bei den derzeit gängigen Vorgehensweisen der gesetzlichen Qualitätssicherung ein Einbezug dieser Ergebnisse wegen der mangelnden Zuschreibbarkeit nicht zielführend.

In einem vertraglich verbundenen Gesundheitsnetzwerk sollte es jedoch möglich sein, Zwischen- und Spätergebnisse verbunden mit Prozessindikatoren entlang der Behandlungskette gemeinsam und offen kritisch zu reflektieren. Nur so können Verbesserungspotenziale, die ja häufig an den Schnittstellen beim Übergang zwischen den Versorgungsebenen auftreten, erkannt und angegangen werden. Innerhalb des Netzwerkes sollten alle Ergebnisse deshalb allen am Netzwerk beteiligten Einrichtungen und Berufsgruppen zugänglich sein und vierteljährlich beobachtet und bewertet werden. Auf diese Weise können rasch Schwachstellen erkannt und Prozesse angepasst werden.

Es wäre also wünschenswert, wenn der Gesetzgeber die Möglichkeit eröffnen würde, zusätzlich zu den bisher ermittelten Ergebnissen auf Einrichtungs-, Bundesland- und Bundesebene solche Auswertungen für Versorgungsnetzwerke routinemäßig durch die offiziellen, auswertenden Stellen durchzuführen (► Abb. 5.3).

Da es sich bei den für eine Qualitätsbeobachtung entlang der Versorgungskette nutzbaren Qualitätsindikatoren entweder um Outcome-Indikatoren oder um Prozessindikatoren handelt, für die es derzeit keine vorgegebenen und auch keine wissenschaftlich basierten Zielwerte gibt, sind diese in gemeinsamer Absprache der beteiligten Einrichtungen strategisch zu setzen. Als geeignetes Instrument bietet sich mindestens für die ersten Auswertungen die Verwendung einer Qualitätsregelkarte an (► Abb. 5.4).

Die Beobachtung der erzielten Ergebnisse als Durchschnitt über die Behandelten einer Patientenpopulation in einem Netzwerk ist eine Einsatzmöglichkeit. Sie lässt den Schluss zu, ob es sich um einen beherrschten Prozess mit abgestimmten Schnittstellen handelt oder nicht. Diese Darstellung eignet sich jedoch auch für die Beobachtung eines einzelnen Parameters oder auch eines Scores für einen einzelnen Patienten an verschiedenen Messpunkten in verschiedenen Einrichtungen oder Versorgungsebenen, z.B. bei der Beobachtung eines Laborwertes wie den HbA1c bei Diabetikern über die Zeit.

Mit Hilfe einer solchen Darstellung erschließt sich rasch, ob Ergebnisse einen Zielkorridor verlassen und damit ein Anlass für Qualitätsverbesserungen entlang der Versorgungskette bzw. an einzelnen relevanten Prozess- und damit Messpunkten notwendig ist.

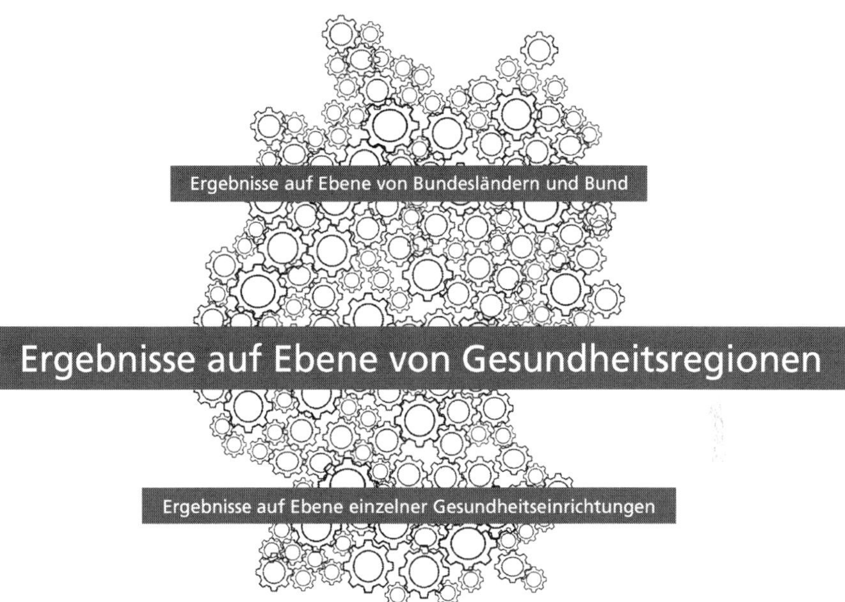

Abb. 5.3: Zusätzliche Auswertungsebene für Qualitätsergebnisse

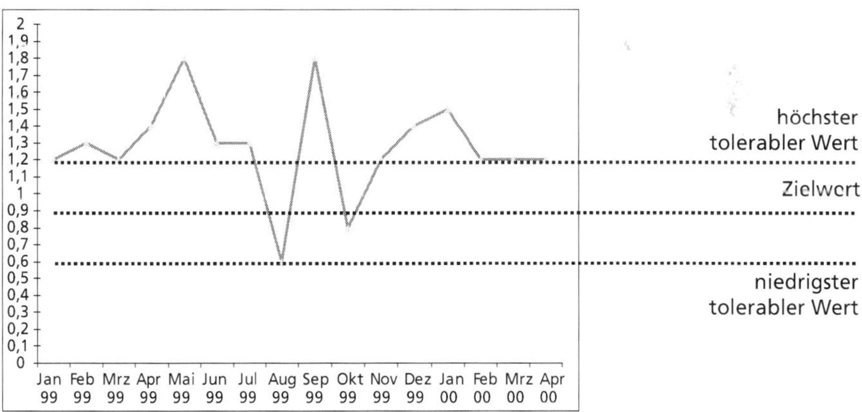

Abb. 5.4: Beispiel einer Qualitätsregelkarte

5.4 Indikationsboards

Dem Instrument der Indikationsboards kommt besondere Bedeutung zu, da mit einer richtigen Indikationsstellung die Grundlage für eine adäquate Behandlung gelegt wird. Die bisherige gesetzliche Qualitätssicherung bildet Indikationsqualität nur in geringem Umfang ab. Medizinisch-wissenschaftliche Leitlinien halten sich hinsichtlich der Indikationsstellung oft vage.

Im Indikationsboard sollten Vertreter der bei der Behandlung ausgewählter Patientengruppen beteiligten Fachdisziplinen und Berufsgruppen gemeinsam über Art und Zeitpunkt von Interventionen bei einem konkreten Patienten beraten. Hierbei kommt einer Diskussion auf Augenhöhe Bedeutung zu. Dabei ist die Betrachtung sowohl medizinischer Befunde, des Allgemeinzustandes, vorhandener Handicaps und Pflegebedarfe und sozialer Faktoren als auch von Patientenpräferenzen notwendig. Dabei müssten – je nach Indikationsgruppe – nicht alle Patienten Gegenstand der Beratungen sein. Besonders komplizierte Konstellationen, Grenzbefunde, seltene Eingriffe und Interventionen oder ausgeprägte Multimorbidität könnten dazu führen, die Indikationsstellungen in einem gemeinsamen Austausch von Fakten und Bewertungen zu diskutieren (▸ Abb. 5.5). Dazu sollten bereits vor der Beratung Anhaltspunkte für die Patientenpräferenzen eruiert werden. So kann es z. B. sinnvoll sein, bei Patienten mit Angina pectoris den Zeitpunkt der Stentimplementierung mit dem Hausarzt gemeinsam zu besprechen. Dieser kennt sowohl die Langzeitentwicklung des Patienten, seine begleitenden Erkrankungen als auch dessen Einstellung in Bezug auf Interventionen.

Indikationsboards helfen in kritischen Fällen, eine patientenorientierte Therapieentscheidung vorzuschlagen, und verbessern die Qualität durch Zweitmeinung und einen interdisziplinären und interprofessionellen Ansatz. Der als Empfehlung erarbeitete Therapievorschlag sollte dann mit dem betroffenen Patienten im Sinne von Shared Decision Making (SDM) besprochen werden (▸ Abb. 5.6).

Zur Vorbereitung solcher Indikationsbesprechungen sollte eine Verfahrensanweisung entwickelt werden, die die verschiedenen Aspekte in Absprache der beteiligten Einrichtungen im Sinne einer Geschäftsordnung regelt. Die Moderation der Besprechungen muss durch einen erfahrenen, möglichst ausgebildeten Moderator erfolgen.

Auf die datenschutzrechtlichen Belange ist zu achten, da der Patient für solche Besprechungen zwischen Leistungserbringern verschiedener, auch nicht an der unmittelbaren Behandlung beteiligter Einrichtungen seine Genehmigung erteilen muss.

Die wissenschaftlich fundierte Erarbeitung eines Leitfadens, wie solche Indikationsboards erfolgreich initiiert und durchgeführt werden können, ist derzeit noch nicht vorhanden. In Bezug auf die Moderation einer solchen Besprechung können jedoch diejenigen Fähigkeiten genutzt werden, die im Rahmen einer Kommunikationsschulung für die Moderation eines Peer Reviews oder einer Mortalitäts- und Morbiditätskonferenz erworben wurden.

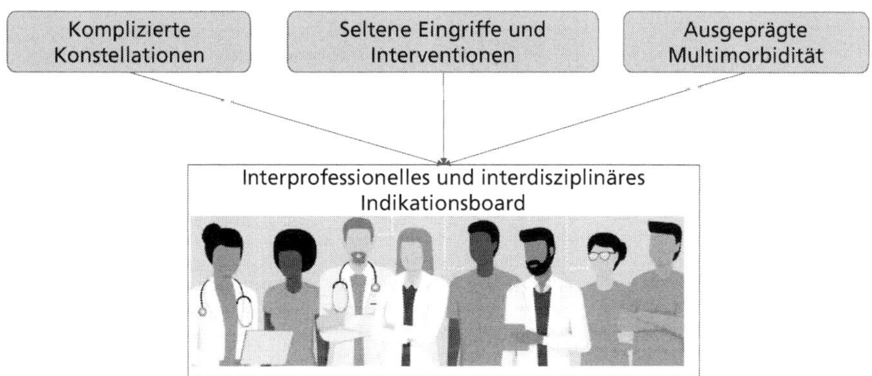

Abb. 5.5: Patientenbezogene Konstellationen, bei denen eine gemeinsame Beratung in einem Indikationsboard sinnvoll ist

5.5 Shared Decision Making (SDM)

»*Zu den grundlegenden Bedürfnissen in der medizinischen Versorgung zählt für die meisten Patienten eine verständliche Information und die Beteiligung an ihrem Behandlungsprozess. Es ist die Aufgabe des medizinischen Fachpersonals, dem Patienten diese Beteiligung zu ermöglichen.*« (Gesellschaft für Qualitätsmanagement in der Gesundheitsversorgung e.V. 2023). Beteiligung des Patienten an wichtigen Entscheidungen im Behandlungsverlauf ist ein wesentlicher Bestandteil der Zufriedenheit von Patienten mit ihrer Behandlung und ihrer Weiterempfehlungsbereitschaft, da sie einen starken Beitrag für die Vertrauensbildung zwischen Arzt und Patient bilden (► Abb. 5.6). Die Beteiligung von Patienten an der Entscheidungsfindung zu verbessern und eine informierte Entscheidung zu unterstützen, ist das Ziel von SDM. Deshalb sollte dieses Instrument breiter genutzt werden. Mit Hilfe strukturierter Gesprächsführung und unter Nutzung von für diesen Zweck erstellten Informationsmaterialien und Entscheidungshilfen soll die gesetzlich vorgeschriebene Patientenaufklärung auf ein neues Level gehoben werden.

Bereits mit dem Patientenrechtegesetz wurden im Bürgerlichen Gesetzbuch (BGB) verschiedene Paragrafen ergänzt, die wesentliche Elemente der Patienteninformation und Aufklärung als Voraussetzung für eine informierte Entscheidung beschreiben. SDM liefert hierfür insbesondere kommunikative Umsetzungswerkzeuge.

5.5.1 Das Patientenrechtegesetz

Mit dem Gesetz zur Verbesserung der Rechte von Patientinnen und Patienten (Patientenrechtegesetz – PRG) wurden 2013 u.a. verschiedene, bis dahin lediglich

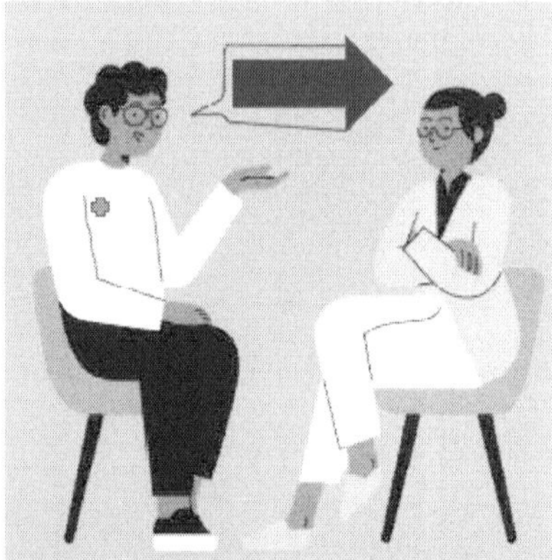

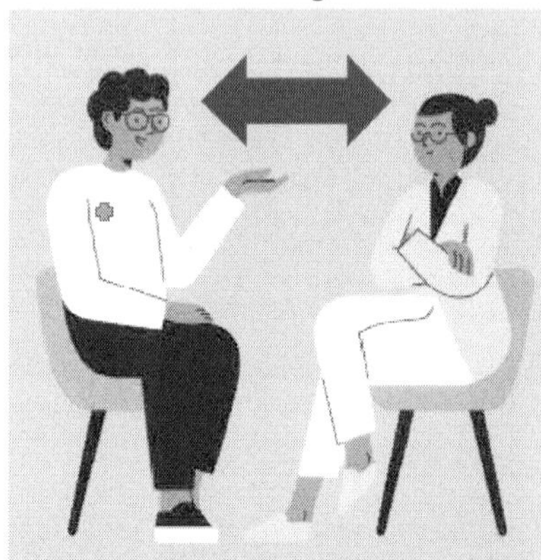

Abb. 5.6: Zielvorstellung von Shared Decision Making

als Richterrecht kodifizierte Tatbestände in das Bürgerliche Gesetzbuch (BGB) übernommen. Im Prozess der Entscheidungsfindung, wie er durch SDM unterstützt werden soll, sind es insbesondere die §§ 630c *Mitwirkung der Vertragsparteien; Informationspflichten*, 630d *Einwilligung* und 630e *Aufklärungspflichten* BGB, die Berücksichtigung finden müssen.

§ 630c BGB – Mitwirkung der Vertragsparteien; Informationspflichten

(1) Behandelnder und Patient sollen zur Durchführung der Behandlung zusammenwirken.
(2) Der Behandelnde ist verpflichtet, dem Patienten in verständlicher Weise zu Beginn der Behandlung und, soweit erforderlich, in deren Verlauf sämtliche für die Behandlung wesentlichen Umstände zu erläutern, insbesondere die Diagnose, die voraussichtliche gesundheitliche Entwicklung, die Therapie und die zu und nach der Therapie zu ergreifenden Maßnahmen. Sind für den Behandelnden Umstände erkennbar, die die Annahme eines Behandlungsfehlers begründen, hat er den Patienten über diese auf Nachfrage oder zur Abwendung gesundheitlicher Gefahren zu informieren. Ist dem Behandelnden oder einem seiner in § 52 Absatz 1 der Strafprozessordnung bezeichneten Angehörigen ein Behandlungsfehler unterlaufen, darf die Information nach Satz 2 zu Beweiszwecken in einem gegen den Behandelnden oder gegen seinen Angehörigen geführten Straf- oder Bußgeldverfahren nur mit Zustimmung des Behandelnden verwendet werden.
(3) Weiß der Behandelnde, dass eine vollständige Übernahme der Behandlungskosten durch einen Dritten nicht gesichert ist oder ergeben sich nach den Umständen hierfür hinreichende Anhaltspunkte, muss er den Patienten vor Beginn der Behandlung über

die voraussichtlichen Kosten der Behandlung in Textform informieren. Weitergehende Formanforderungen aus anderen Vorschriften bleiben unberührt.
(4) Der Information des Patienten bedarf es nicht, soweit diese ausnahmsweise aufgrund besonderer Umstände entbehrlich ist, insbesondere wenn die Behandlung unaufschiebbar ist oder der Patient auf die Information ausdrücklich verzichtet hat.

§ 630d BGB – Einwilligung

(1) Vor Durchführung einer medizinischen Maßnahme, insbesondere eines Eingriffs in den Körper oder die Gesundheit, ist der Behandelnde verpflichtet, die Einwilligung des Patienten einzuholen. Ist der Patient einwilligungsunfähig, ist die Einwilligung eines hierzu Berechtigten einzuholen, soweit nicht eine Patientenverfügung nach § 1901a Absatz 1 Satz 1 die Maßnahme gestattet oder untersagt. Weitergehende Anforderungen an die Einwilligung aus anderen Vorschriften bleiben unberührt. Kann eine Einwilligung für eine unaufschiebbare Maßnahme nicht rechtzeitig eingeholt werden, darf sie ohne Einwilligung durchgeführt werden, wenn sie dem mutmaßlichen Willen des Patienten entspricht.
(2) Die Wirksamkeit der Einwilligung setzt voraus, dass der Patient oder im Fall des Absatzes 1 Satz 2 der zur Einwilligung Berechtigte vor der Einwilligung nach Maßgabe von § 630e Absatz 1 bis 4 aufgeklärt worden ist.
(3) Die Einwilligung kann jederzeit und ohne Angabe von Gründen formlos widerrufen werden.

§ 630e BGB – Aufklärungspflichten

(1) Der Behandelnde ist verpflichtet, den Patienten über sämtliche für die Einwilligung wesentlichen Umstände aufzuklären. Dazu gehören insbesondere Art, Umfang, Durchführung, zu erwartende Folgen und Risiken der Maßnahme sowie ihre Notwendigkeit, Dringlichkeit, Eignung und Erfolgsaussichten im Hinblick auf die Diagnose oder die Therapie. Bei der Aufklärung ist auch auf Alternativen zur Maßnahme hinzuweisen, wenn mehrere medizinisch gleichermaßen indizierte und übliche Methoden zu wesentlich unterschiedlichen Belastungen, Risiken oder Heilungschancen führen können.
(2) Die Aufklärung muss

1. *mündlich durch den Behandelnden oder durch eine Person erfolgen, die über die zur Durchführung der Maßnahme notwendige Ausbildung verfügt; ergänzend kann auch auf Unterlagen Bezug genommen werden, die der Patient in Textform erhält,*
2. *so rechtzeitig erfolgen, dass der Patient seine Entscheidung über die Einwilligung wohlüberlegt treffen kann,*
3. *für den Patienten verständlich sein.*

Dem Patienten sind Abschriften von Unterlagen, die er im Zusammenhang mit der Aufklärung oder Einwilligung unterzeichnet hat, auszuhändigen.
(3) Der Aufklärung des Patienten bedarf es nicht, soweit diese ausnahmsweise aufgrund

besonderer Umstände entbehrlich ist, insbesondere wenn die Maßnahme unaufschiebbar ist oder der Patient auf die Aufklärung ausdrücklich verzichtet hat.
(4) Ist nach § 630d Absatz 1 Satz 2 die Einwilligung eines hierzu Berechtigten einzuholen, ist dieser nach Maßgabe der Absätze 1 bis 3 aufzuklären.
(5) Im Fall des § 630d Absatz 1 Satz 2 sind die wesentlichen Umstände nach Absatz 1 auch dem Patienten entsprechend seinem Verständnis zu erläutern, soweit dieser aufgrund seines Entwicklungsstandes und seiner Verständnismöglichkeiten in der Lage ist, die Erläuterung aufzunehmen, und soweit dies seinem Wohl nicht zuwiderläuft. Absatz 3 gilt entsprechend.

5.5.2 Der Umsetzungsprozess von SDM

In den §§ 630 c–e des BGB wird deutlich, dass der Gesetzgeber eine umfassendere Aufklärung und einen intensiveren Einbezug der Menschen in ihre Krankenbehandlung intendiert. Dazu leisten die Instrumente und Vorgehensweisen, die unter wissenschaftlicher Evaluation entwickelt wurden, einen wesentlichen Beitrag. Es stellt jedoch eine Herausforderung dar, diese – in Ergänzung und Weiterentwickelung der bereits tagtäglich stattfindenden Aufklärungsarbeit und Information von Patienten – in einer Fachabteilung oder gar in einem gesamten Krankenhaus einzuführen.

Um dies erfolgreich zu gestalten, braucht es starke Befürworter unter den ärztlichen Führungskräften. Diese sollten sich zuvorderst die entsprechenden Kenntnisse und Fähigkeiten aneignen. Vom Innovationsfonds geförderte Pilotprojekte (Innovationsausschuss beim Gemeinsamen Bundesausschuss 2023) haben gezeigt, dass es verschiedene Elemente sind, die die Einführung beeinflussen und Einrichtungen und ihre Mitarbeitenden befähigen, dieses Instrument einzusetzen. Als Umsetzungsinstrumente wurden das Training von Ärztinnen und Ärzten, die Qualifizierung des Pflegepersonals, die Aktivierung von Patientinnen und Patienten und die Nutzung von Entscheidungshilfen benannt (▶ Abb. 5.7). Damit wird deutlich, dass es sich um einen umfangreichen und zeitintensiven Einführungsprozess handeln wird. Eine Barrieren- und Widerstandsanalyse ist unerlässlich, um einrichtungsspezifisch Widerständler und Gegner zu identifizieren und angemessen in das Projekt zu involvieren. Es sollten also mehrere Teilprojekte festgelegt werden und möglichst realistische Meilensteine definiert und terminiert werden. Eine begleitende, speziell auf die Projektziele ausgerichtete Patientenbefragung ist bereits zu Projektbeginn notwendig, um den Erfolg des Projektes messen zu können. Für das Training der kommunikativen Kompetenzen wird es meist sinnvoll sein, ein spezialisiertes Beratungsunternehmen zu beauftragen.

Neben dem qualifizierten Gespräch ist das wichtigste Instrument des SDM der Einsatz von Entscheidungshilfen vor, während oder nach der Konsultation. Dadurch soll das Ziel von SDM, eine Therapieentscheidung zu treffen, die medizinisch sinnvoll ist und die persönliche Lebenssituation sowie die Bedürfnisse der Betroffenen berücksichtigt, unterstützt werden. SDM erhöht damit die Patientenkompetenz. Therapietreue wird verbessert, Über-, Unter- und Fehlversorgung werden verringert und so die Versorgungsqualität und die Patientensicherheit er-

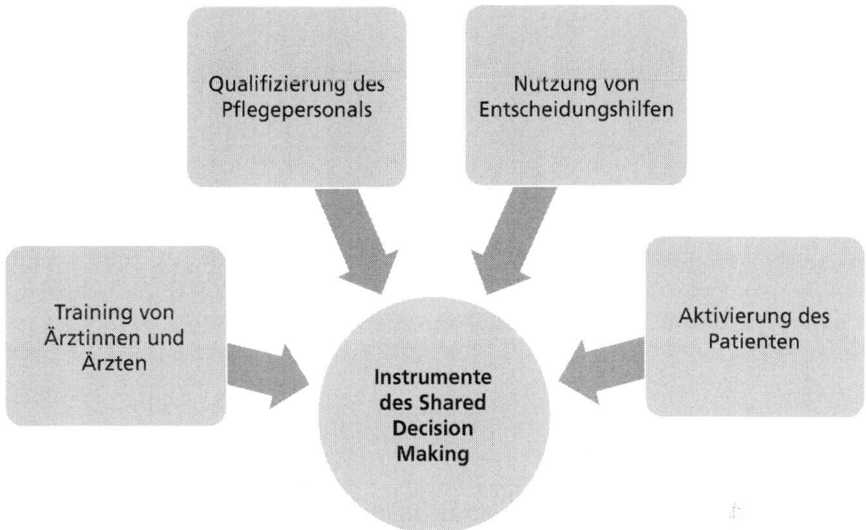

Abb. 5.7: Umsetzungsinstrumente des SDM

höht. SDM kann dazu beitragen, dass Menschen medizinische Entscheidungen treffen, die ihrem subjektiven Bedarf entsprechen.

Auch wenn die Aufklärung für Eingriffe und die Indikationsstellung für diagnostische und therapeutische Interventionen überwiegend in der ärztlichen Kommunikation mit den Patienten stattfinden, ist es sinnvoll, auch das Pflegepersonal in ein Einführungsprojekt einzubeziehen. So kann auch bei der Pflegeplanung und den pflegerischen Vorbehaltsaufgaben ein besserer Einbezug der Patienten gelingen.

5.5.3 SDM in der ambulant-stationären Zusammenarbeit

Im Rahmen der ambulant-stationären Zusammenarbeit sollten die Grundlagen der Aufklärung vereinheitlicht werden, damit der Patient von allen an der Versorgung Beteiligten und zum geeigneten Zeitpunkt einheitliche, abgestimmte Informationen erhält. Stellen sich Patienten in der Klinik vor, setzen Ärzte oft voraus, dass aufklärende Gespräche bereits beim niedergelassenen Kollegen stattgefunden haben. Das ist jedoch nicht immer der Fall. In einem Netzwerk kann deshalb ein aufeinander abgestimmter Einsatz von SDM mehrfache und unterschiedliche Patienteninformation und -aufklärung vermeiden und damit nicht nur die Patientenzufriedenheit erhöhen, sondern auch Arbeitszeit ersparen. Er verhindert eine anderslautende Information und Aufklärung des Patienten in den verschiedenen beteiligten Einrichtungen. Wichtige Informationen und Informationszeitpunkte können auf die Prozesse des Netzwerkes abgestimmt in den Informationsmaterialien wie den Entscheidungshilfen für Patienten und ihre Angehörigen nachlesbar verankert werden. Auch die Verwendung speziell angefertigter Aufklärungsfilme ist möglich.

SDM bietet die Chance, Patienten informierte Entscheidungen in Bezug auf ihren Behandlungsverlauf zu ermöglichen.

5.5.4 Der SDM-Prozess

Im Prozess der Entscheidungsfindung mit Hilfe der SDM-Methodik sind es zunächst die folgenden Fragen, die beantwortet werden müssen (Gesellschaft für Qualitätsmanagement in der Gesundheitsversorgung 2023):

- Erlaubt die Situation, dass der Patient eine Entscheidung fällt? (Entscheidungsmöglichkeit)
- Ist der Patient gewillt, sich aktiv am Entscheidungsprozess zu beteiligen? (Entscheidungswillen)
- Und wird der Patient durch das Behandlungsteam so informiert und unterstützt, dass er eine Entscheidung treffen kann? (Entscheidungsbasis)

In Notfallsituationen besteht nicht immer eine ausreichende Entscheidungsmöglichkeit, da zwischen Patientenautonomie und medizinischer Dringlichkeit abgewogen werden muss. Auch hat die Entscheidungsmöglichkeit bei vorübergehend oder permanent kognitiv eingeschränkten Patienten ihre Grenzen. Es muss also eine Risikoabwägung bzw. eine Antizipation des potenziellen Patientenwillens getroffen werden.

Nicht jeder Patient will umfänglich in Entscheidungen einbezogen werden. Es ist also notwendig, hier die Patientenpräferenzen auszuloten, in welchem Umfang ein Patient aktuell informiert und einbezogen werden möchte.

5.5.5 Morbiditäts- und Mortalitätskonferenzen, Peer Review und Fallanalysen

Während Indikationsboards prospektiv auf bevorstehende Patientenbehandlungen Einfluss nehmen sollen, nutzen Morbiditäts- und Mortalitätskonferenzen, Peer Reviews und Fallanalysen retrospektiv die abgelaufenen Behandlungen, um Verbesserungspotenziale zu erkennen. Sie stellen spezielle Auditformen dar, die jeweils mit einem unterschiedlichen Schwerpunkt und einem spezifischen Vorgehen im Sinne eines Produktaudits helfen, die Patientenversorgung besser und sicherer zu machen.

Morbiditäts- und Mortalitätskonferenzen

Morbiditäts- und Mortalitätskonferenzen können auf der Basis eines von der Bundesärztekammer verfassten Leitfadens gestaltet werden (Bundesärztekammer

2016). In Morbiditäts- und Mortalitätskonferenzen werden Behandlungsfälle analysiert, die einen unerwarteten Verlauf genommen haben.

Solchen Analysen spezieller Behandlungsverläufe kommt im klinischen Risikomanagement eine besondere Bedeutung zu. Sie sind retrospektiv ausgerichtet und dienen nicht primär der Aus-, Fort- und Weiterbildung, auch wenn sie solche Aspekte beinhalten. Eher können sie als Produktaudit verstanden werden, da ausgehend von einem Patientenfall systematisch Verbesserungspotenziale gesucht werden sollen.

In jeder Fachabteilung sollten mindestens quartalsweise solche Analysen durchgeführt werden. Für die Analyse sollten Fälle ausgewählt werden, bei denen es zu unerwarteten Verläufen oder Ergebnissen gekommen ist. Die zur Verfügung stehenden Unterlagen sollten durch einen Arzt der Fachabteilung vorbereitend aufbereitet und Hypothesen für Verbesserungspotenziale herausgearbeitet werden. Der Moderation der anschließenden Diskussion kommt dabei die Aufgabe zu, eine positive Diskussionskultur herzustellen, damit es nicht zu einer Atmosphäre der Schuldzuschreibung und der Selbstverteidigung kommt.

Am Ende einer Fallbesprechung werden das konkret identifizierte Problem, die abgeleiteten Lernbotschaften, Ziele und – wenn möglich – Empfehlungen für eine zukünftig verbesserte Vorgehensweise in ähnlichen Fällen sowie abgeleitete Maßnahmen zusammengefasst. Im Leitfaden der Bundesärztekammer wird für die abschließende Zusammenfassung die Beantwortung folgender Fragen empfohlen:

- Was ist passiert?
- Was hat zum Outcome geführt?
- Was wurde daraus gelernt?
- Was wollen wir erreichen?
- Was ist zukünftig zu tun?

Morbiditäts- und Mortalitätskonferenzen können berufsgruppenübergreifend stattfinden. In diesem Fall sollte auch eine pflegerische Mitarbeiterin eine Aktenanalyse vornehmen und deren Ergebnisse vorstellen. Sinnvoll ist auch ein fachabteilungsübergreifendes Vorgehen. Gerade bei intensivmedizinisch behandelten Fällen ist die gemeinsame Diskussion von Verbesserungspotenzial wichtig. In Gesundheitsregionen und Versorgungsnetzwerken sollten Vertreter aller an der Behandlung beteiligten Gesundheitseinrichtungen an der Morbiditäts- und Mortalitätskonferenz teilnehmen.

Der Leitfaden der Bundesärztekammer beschreibt die verschiedenen Rollen und ihre Aufgaben, beinhaltet eine Checkliste für die Implementierung, bietet ein Beispiel für ein Protokoll und einen Feedbackbogen. Der ebenfalls enthaltene Musterablaufplan zeigt, wie innerhalb einer Stunde eine sinnvolle Konferenz strukturiert sein kann.

Für die Moderatoren sollten Schulungen angeboten werden, da die Diskussionsatmosphäre wesentlich zur erfolgreichen Analyse beiträgt. Im Rahmen der Einführung sollte eine Verfahrensanweisung erarbeitet werden, in der die wesentlichen Eckpunkte der Vorbereitung und Durchführung, aber auch der Nachbereitung beschrieben werden. Die strukturierte und nachhaltige Umsetzung der herausgearbeiteten Verbesserungspotenziale ist für die Wirksamkeit von Morbiditäts- und Mortalitätskonferenzen von entscheidender Bedeutung.

Peer Review

Eine weitere Auditform für medizinische Prozesse sind Peer Reviews. Basierend auf einem Leitfaden der Bundesärztekammer (Bundesärztekammer 2025b) werden Peer Reviews bisher durch verschiedene Krankenhausgruppen und -vereine wie der Initiative Qualitätsmedizin (IQM) organisiert. Dabei werden zunächst Kennzahlen erhoben; meist sind es Mortalitätsraten und Raten schwerer Komplikationen. Die Behandlungsfälle, die bei diesen Kennzahlen zu auffälligen Ergebnissen geführt haben, sind die Basis der Suche nach Verbesserungspotenzial. Medizinische Führungskräfte aus anderen Einrichtungen besuchen als Peers die Kolleginnen und Kollegen der betroffenen Einrichtung, um vor Ort diese Fälle mit Hilfe einer generischen oder auch einer eingriffsspezifischen Checkliste zu analysieren. Hier wird nicht nur nach der Ursache für den ungeplanten Genesungsverlauf gesucht, sondern der gesamte Behandlungsverlauf fachlich überprüft. Nach dem Aktenstudium von ca. 10 Behandlungsfällen werden Hypothesen generiert, was an Verbesserungspotenzial vorliegen könnte. Dies wird in einem Austausch zwischen den Peers und den medizinischen Führungskräften der besuchten Einrichtung und ggf. einem gezielten Vor-Ort-Audit verifiziert. Danach werden Verbesserungspotenziale abgestimmt und in einem Umsetzungsplan notwendige Aktivitäten vereinbart.

In Versorgungsnetzwerken können sich alle Chefärzte und niedergelassenen Ärzte an Peer Reviews beteiligen. Dazu könnte eine abgewandelte Vorgehensweise zum Tragen kommen. Dabei treffen sich alle Beteiligten mit den Unterlagen zu ihren auffälligen Fällen. Diese werden dann gegenseitig analysiert und Verbesserungspotenziale herausgearbeitet. Dadurch wird jeder Beteiligte zu einem Peer und zu einem Ge-Reviewten, was eine Diskussion auf Augenhöhe begünstigt.

Gerade in Gesundheitsregionen und Versorgungsnetzwerken können die Vertreter der verschiedenen Gesundheitseinrichtungen solche Peer Reviews miteinander vereinbaren und durchführen. Dabei kann dann auch sektorenübergreifend die gesamte Behandlungskette auf Verbesserungspotenziale hin untersucht werden.

Fallanalysen

Fallanalysen befassen sich mit Einzelfällen, in denen es zu einer Patientenschädigung gekommen ist.

Noch bevor es zu einer ersten Fallanalyse kommt, müssen in einem Krankenhaus dafür die Voraussetzungen geschaffen werden. Zunächst müssen ein oder mehrere Mitarbeitende eine entsprechende Ausbildung absolvieren. Da es sich um Einzelfälle handelt, die analysiert werden sollen, müssen datenschutzrechtliche Fragen geklärt werden. Werden auch andere Formen der Einzelfall- und Aktenanalyse durchgeführt, ist es notwendig, einen Entscheidungsalgorithmus zu haben, wann welche Methode, wie z. B. ein Peer Review oder eine Morbiditäts- und Mortalitätskonferenz, zum Einsatz kommt. Auch sollten haftungs- und andere rechtliche Implikationen geklärt sein, um die Mitarbeitenden und die Organisation durch die zusammengetragenen Informationen nicht einem Risiko auszusetzen. Um dem Genüge zu tun, sollte jede Fallanalyse nach sorgfältiger Prüfung der rechtlichen Rahmenbedingungen einzeln von der Geschäftsführung beauftragt werden.

Sinnvoll ist es, eine für das Krankenhaus gültige Liste von Vorfällen zu generieren, bei denen eine Fallanalyse erwogen werden soll. Dabei kann man sich orientieren an der Liste der Serious Reportable Events (SREs) des National Quality Forum (NFQ 2011), der Liste des NHS Never Event Framework (National Health Service England 2018) oder der APS-Never-Event-Liste (APS 2023).

Die Fallanalyse beginnt mit einer Informationssammlung durch die Sichtung vorliegender Unterlagen, Interviews mit Mitarbeitern und einer Begehung. Die relevanten Informationen werden dann in ihrer zeitlichen Abfolge geordnet, wobei die verschiedenen Fallanalysemethoden unterschiedliche, wenn auch ähnliche Ordnungskriterien verwenden.

Ziel ist es dann, zu erkennen, welche bisher nicht in der Organisation verankerten Risikopräventionsmaßnahmen fehlen bzw. welche an sich als eingeführt geltenden Präventionsmaßnahmen im gerade zu analysierenden Fall nicht oder fehlerhaft angewendet wurden. Es soll auch deutlich werden, welche Präventionsmaßnahmen ggf. einen noch schlechteren Ausgang verhindert haben bzw. welche ihn hätten verhindern können. Meist wird dabei deutlich, dass es nicht nur eine einzelne Maßnahme ist, die fehlte oder unzulänglich umgesetzt wurde, sondern eine Kette von Unzulänglichkeiten.

Nach ausführlicher Diskussion der gefundenen Ergebnisse sollten Maßnahmen abgeleitet und umgesetzt werden. Eine Fallanalyse erfüllt damit die Anforderungen an ein Produktaudit.

Auch wenn eine Fallanalyse eher die einrichtungsinternen Prozesse beleuchtet, kann ein Austausch von Erkenntnissen aus den analysierten Fällen wertvolle Hinweise für andere Einrichtungen geben. In Netzwerken können die Fallanalytiker in anderen Einrichtungen des Netzwerkes tätig werden, was einer unvoreingenommenen Analyse zuträglich sein kann.

5.6 Patient Reported Experience Measurement (PREM)

Patienten ist es besonders wichtig, eine gute Beziehung zu ihren Behandlern haben zu können. Gute Beziehungen zu den Behandlern sowohl aus dem ärztlichen als auch dem pflegerischen Team zu haben, hat den größten Einfluss auf die Weiterempfehlungsbereitschaft. Auswertungen von Beta-Werten aus den Ergebnissen einer Patientenbefragung aller Krankenhäuser der Sana Kliniken AG zeigen dies eindrücklich (▶ Abb. 5.8).

Hier wird deutlich, dass eine Steigerung der Ergebnisse beim Essen von 10 % (beta = 0,1) den gleichen Impact auf die Weiterempfehlungsrate (1 %) bringt wie eine Steigerung der Ergebnisse in Bezug auf das Arzt-Patient-Verhältnis um 4 % (beta = 0,23); die Ergebnisse in Bezug auf die Zimmeratmosphäre (beta = 0,01) müssten sich um 100 % verbessern, um die Weiterempfehlungsrate zu steigern. Das Arzt-Patient-Verhältnis ist also der wichtigste Hebel, um die Weiterempfehlung zu verbessern.

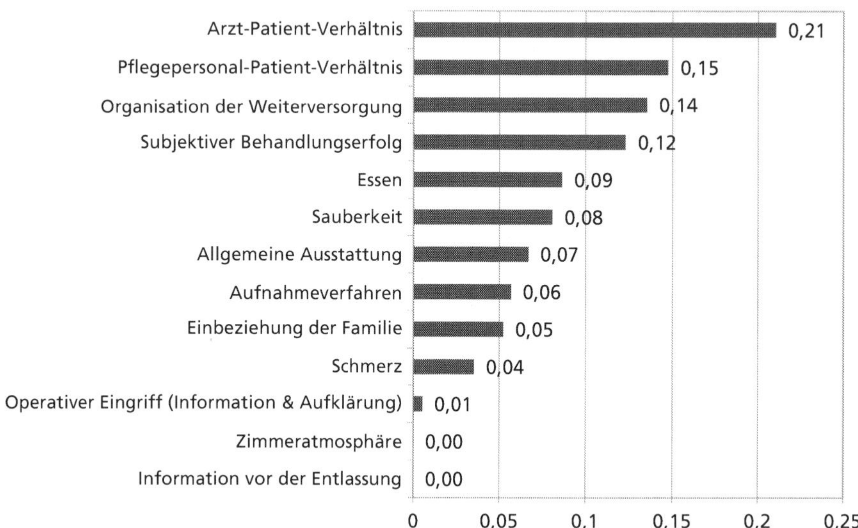

Abb. 5.8: Einfluss der Picker-Faktoren auf die Weiterempfehlungsbereitschaft – Patientenbefragung in den Krankenhäusern der Sana Kliniken AG 2020 – Beta-Werte

Eine gute Arzt-Patient-Beziehung kommt insbesondere durch Vorgehensweisen zustande, die Patienten in die Lage versetzen, ihre medizinische Versorgung aktiv mitzugestalten. Dies betrifft etwa Sachverhalte wie

- explizit zu wissen, welcher Arzt für die Behandlung zuständig ist. Dies ist unter den Bedingungen von Fachkräftemangel und Arbeitszeitgesetz schwer zu erfüllen.
- eine verständliche Aufklärung und Information. Die Umsetzung der im Patientenrechtegesetz beschriebenen Faktoren spielt hier – neben anderen Faktoren – eine zentrale Rolle.
- zeitnah über Untersuchungsergebnisse informiert zu werden.
- in die Auswahl der geeigneten Therapieoption einbezogen zu werden. Hier unterstützt das Instrument des Shared Decision Making.
- einen kompetenten Umgang mit Ängsten und Befürchtungen.

Um solche Faktoren verifizieren zu können, konnte durch das Picker Institut, Boston, gezeigt werden, dass zumindest in einer Versorgungsebene patientengruppenübergreifend einheitliche Befragungsinstrumente genutzt werden können, um valide Ergebnisse mit Ansatzpunkten für Verbesserungen darzustellen. Auch wenn zahlreiche patientengruppenspezifische Instrumente existieren, sollte gut abgewogen werden, ob diese eingesetzt werden. Gerade bei ersten Befragungen genügen aber sicher einheitliche Befragungsinstrumente, was den erforderlichen Aufwand für die Befragung minimiert.

Im Rahmen der ambulant-stationären Zusammenarbeit müssen PRE-Befragungen hinsichtlich ihres Befragungsinhaltes den Bedarfen z.B. im ambulanten oder im stationären Bereich angepasst werden. Auch dafür liegen inzwischen geeignete Instrumente vor. Um zu vermeiden, dass ein Patient immer wieder Fragebögen der verschiedenen Gesundheitseinrichtungen beantworten soll, müsste ein Fragebogen genutzt werden, der für zahlreiche Patienten(-gruppen) geeignet ist und der sowohl die einzelnen Stationen der Versorgungskette als auch die Schnittstellen beim Wechsel der Versorgungsebenen beurteilbar macht. Fragen zur präinterventionellen Behandlung sind deshalb ebenso zu integrieren wie die Vorgehensweisen zum Entlassmanagement aus der stationären Versorgung. Aufgeteilt nach Behandlungsphasen könnten dem Patienten die Fragen episodenweise z.B. über eine App angeboten werden.

Mit sogenannten ereignisorientierten Fragen werden nicht Meinungen erfragt. Vielmehr wird eruiert, ob Prozesse so stattgefunden haben, wie dies geplant und vorgesehen war. Dazu ist es notwendig, im Vorfeld zu eruieren, wie Prozesse ausgestaltet sein müssen, um patientenorientiert zu sein. Die Einrichtung muss dann natürlich auch bestrebt sein, ihre Prozesse entsprechend auszugestalten. Dazu gehören auch Bestandteile der patientengerichteten Kommunikation. Die Ergebnisse solcher Befragungen liefern wesentliche Hinweise für die Patientenorientierung von Prozessen.

Mit der Einführung von einheitlichen PREM könnten wichtige Erkenntnisse zum Stand der Patientenorientierung in der Gesundheitsversorgung gewonnen werden. Die Anwendung einer einheitlichen, abgestimmten Befragung im Netzwerk ermöglicht Benchmarking. Dabei macht es jedoch einen Unterschied, ob es sich um stationäre oder ambulante Leistungserbringer handelt. Während alle Krankenhäuser das gleiche Befragungsset nutzen können, ist es aufgrund der andersartigen Prozesse auch notwendig, ein Fragenset für die am Netzwerk beteiligten Praxen und Medizinischen Versorgungszentren auszuwählen und zu nutzen. Damit könnten die Einrichtungen ihre sich aus der QM-Richtlinie des G-BA ergebende Verpflichtung zur Durchführung einer Patientenbefragung erfüllen (G-BA 2024).

Die Ergebnisse sollten im Netzwerk diskutiert und als Ausgangsbasis von Verbesserungsprojekten genutzt werden. Die Art der Auswertung der Ergebnisse spielt dabei eine wichtige Rolle. Diese wird neben den gestellten Fragen auch durch die angebotenen Antwortmöglichkeiten definiert.

Wird aufgrund der Einfachheit mittels einer einheitlichen Antwortskala nach Zufriedenheit in verschiedenen Ausprägungen gefragt, ist dies zwar übersichtlich, liefert aber nicht alle Informationen, die eine Befragung liefern könnte (▶ Abb. 5.9). Auch der Sachverhalt, nach dem gefragt werden soll, muss hier so formuliert werden, dass es zur vereinheitlichten Skala passt. Das ist sprachlich nicht immer mit guter Verständlichkeit assoziiert.

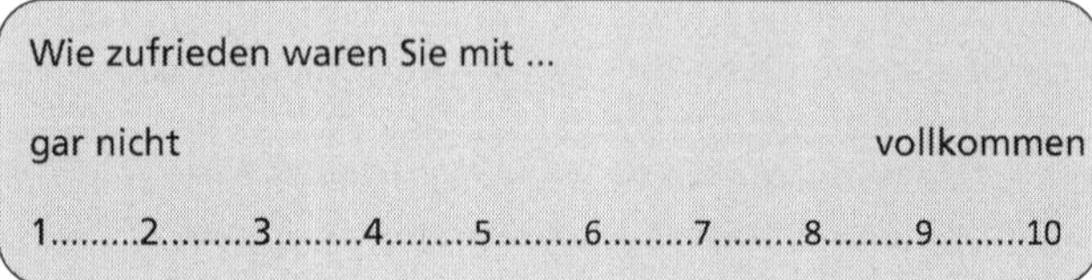

Abb. 5.9: Zehnteilige Skala für die Messung von Zufriedenheit

Mehr Ansatzpunkte für Verbesserungen liefern ereignisorientiert formulierte Fragen mit individuellen Antwortmöglichkeiten, wo notwendig und sinnvoll (▶ Abb. 5.10).

Die OP fand um die Uhrzeit statt, die vorher geplant war.

- ja, die OP fand zum geplanten Zeitpunkt statt
- ja, die OP fand innerhalb von 30 Minuten nach dem geplanten Zeitpunkt statt
- nein, ich musste länger als 30 Minuten warten

Mein Operateur/meine Operateurin hat mich darüber informiert, wie ich mich nach der OP verhalten soll.

- ja, voll und ganz
- ja, einigermaßen
- nein
- das war für mich nicht relevant

Abb. 5.10: Individuelle Skalen, abgestimmt auf eine ereignisorientierte Frage

Während bei der Zufriedenheitsfrage lediglich das Ausmaß von Zufriedenheit oder Unzufriedenheit mit einem Prozess oder einem bestimmten Prozessaspekt dargestellt werden kann, ist es bei einer ereignisorientierten Frageweise möglich, konkreter auf die Aspekte des Prozesses einzugehen, der analysiert werden soll. Dazu sind jedoch zuvor Ziele für die einzelnen Prozessschritte zu definieren, nach deren Erreichen dann gefragt werden kann. Auch die Auswertung kann dann auf die zuvor definierten Ziele abgestimmt werden. Werden die Ansätze für Verbesserung bereits bei einer Verspätung und damit Wartezeit für den Patienten von 30 Minuten gesehen oder ist der Einbestellprozess so ausgerichtet, dass eine 30-minütige Wartezeit der Patienten bewusst in Kauf genommen wird, um einen gleichbleibenden Arbeitsfluss im OP zu gewährleisten? Je nachdem ist entweder nur die erste Antwortmöglichkeit Ausdruck der Erreichung des geplanten Qualitätsniveaus oder es sind die beiden oberen Antwortmöglichkeiten (▶ Abb. 5.10).

Bei der Auswertung ist es dann möglich, die Erreichung des geplanten Qualitätsziels darzustellen oder die Abweichungen davon, die das Verbesserungspotenzial bilden. Je nachdem werden die verschiedenen Antwortmöglichkeiten addiert und von der Reihenfolge her abgebildet (▶ Abb. 5.11).

Einfache Darstellung der Ergebnisse – Einhaltung der geplanten OP-Zeit

63% ja, die OP fand zum geplanten Zeitpunkt statt
15% ja, die OP fand innerhalb von 30 Minuten nach dem geplanten Zeitpunkt statt
22% nein, ich musste länger als 30 Minuten warten

Auswerten von Erreichen des Qualitätsziels – Einhaltung der geplanten OP-Zeit

78% ja, OP fand zum geplanten Zeitpunkt oder kurz danach statt
22% nein, Patienten mussten länger als 30 Minuten warten

Auswerten des Verbesserungspotenzials – Einhaltung der geplanten OP-Zeit

37% OP fand nach dem geplanten Zeitpunkt statt
63% OP fand zum geplanten Zeitpunkt statt

Abb. 5.11: Verschiedene Möglichkeiten der Ergebnisdarstellung je nach Zieldefinition

5.7 Patient Reported Outcome Measurement (PROM)

Das medizinische Ergebnis einer Behandlung kann durch Patienten in wesentlichen Teilen beurteilt werden. Darüber besteht inzwischen Einigkeit. Je relevanter die erzielten medizinischen Ergebnisse für Patienten sind, desto mehr ist es notwendig, sie auch unmittelbar in die Messung einzubeziehen (▶ Abb. 5.12). Mit welchem Instrumentarium dies sinnvoll erfolgen kann, muss jedoch stets im Hinblick auf das Ziel der Messung entschieden werden. So ist ein komplett einheitliches Befragungsinstrument – anders als bei PREMs – nicht zielführend. Es würde zu wenige patientengruppenspezifische Informationen liefern. Jedoch hat das Projekt PROMIS® gezeigt, dass eine gemeinsame Befragungsbasis mit Fragen zum allgemeinen Gesundheitszustand wie Schmerzen, Schlaf oder auch depressiven Symptomen durchaus Verwendung finden kann (Charité o.D.). Das Ziel der PROMIS®-Initiative ist eine Standardisierung von Instrumenten zur Messung von Patient Reported Outcomes (PROs).

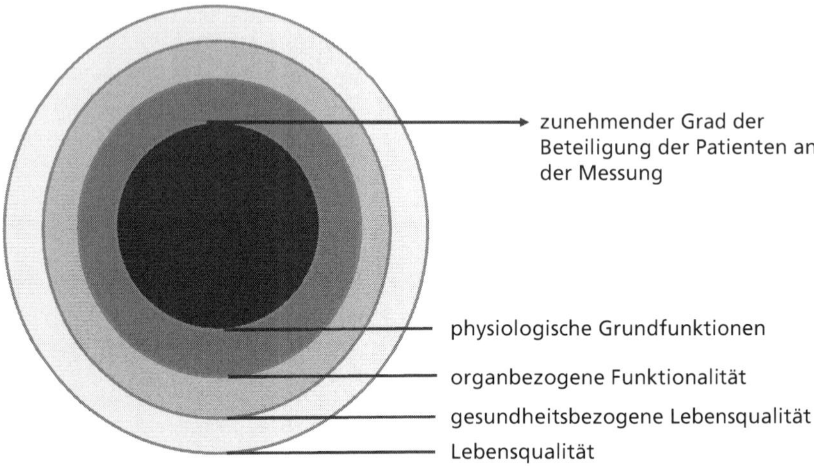

Abb. 5.12: Outcome-Dimensionen aus Patientensicht

Auf diese Weise könnte rasch mit einer Befragung begonnen werden, die relevante Ergebnisse zeigt. Gleichzeitig könnte die für die Befragung notwendige technische Infrastruktur geschaffen werden. Auch hier hat das PROMIS-Projekt relevante Vorarbeiten geleistet, indem Computer-adaptive Tests entwickelt wurden, bei denen dem Befragten vom Computer nur solche Items vorgelegt werden, die zu dem bisherigen Antwortverhalten passen.

Mit der Ergänzung von wenigen spezifischen Fragen für die verschiedenen Patientengruppen könnte eine nächste Stufe erreicht werden. Zahlreiche patientengruppeindividuelle Befragungssets hat die Organisation ICHOM in internationalen Arbeitsgruppen für zahlreiche Indikationsgruppen zusammengestellt (ICHOM o.D.). Diese betreffen neben spezifischen Fragestellungen auch die großen chronischen Volkskrankheiten, sind also vor allem für den ambulanten Sektor zielführend und begleiten die gesamte Behandlungskette durch Befragungen zu empfohlenen Zeitpunkten.

In einem Netzwerk kann für die PREM- und PROM-Befragungen eine gemeinsame App genutzt werden, die zu den festgelegten Zeitpunkten Patienten zur Dateneingabe auffordert und die Dateneingabe ermöglicht. Die Einführung von PROMs bildet eine wichtige Basis, die Patientenversorgung auf Patientenbedürfnisse auszurichten. Die Ergebnisse bereichern das Kennzahlenset eines Netzwerkes dadurch, dass Qualität an verschiedenen Zeitpunkten der Behandlungskette eruiert werden kann. Allen beteiligten Einrichtungen werden Spätergebnisse ihrer Arbeit zugänglich, was mit den bisher verwendeten Messinstrumenten nicht möglich war.

5.8 Etablierung innovativer Behandlungsmethoden

Medizin und Pflege entwickeln sich stetig weiter. Immer wieder gelangen Innovationen in das Leistungsspektrum. Diese innovativen diagnostischen oder therapeutischen Methoden sind oft kompliziert und komplex. Der Behandlungserfolg hängt dabei von der Indikationsstellung über die Intervention bis zur abgestimmten Pflege und Nachsorge entlang der gesamten Behandlungskette ab. Erfolgt also die Implementierung in einem gemeinsamen Vorgehen zwischen den Leistungsanbietern eines Versorgungsnetzwerkes, kann – unter Nutzung von Indikationsboard, datengestützter Analyse, Morbiditäts- und Mortalitätskonferenzen und Peer Reviews – eine rasche Lernkurve erreicht werden. Dabei kann ein fruchtbarer Austausch entstehen, in dem das Wissen um evidenzbasiertes Handeln ebenso einfließt wie eine alltagstaugliche, effektive und effiziente praktische Umsetzung in Prozesse.

5.9 Neue Anforderungen aus der gesetzlichen datengestützten Qualitätssicherung

Um die Qualität sowohl im stationären als auch im ambulanten Sektor gleichermaßen gewährleisten zu können, hat der G-BA 2018 die »Richtlinie zur datengestützten einrichtungsübergreifenden Qualitätssicherung – DeQS-RL« beschlossen. Sie soll einheitliche Rahmenbedingungen und Strukturen für die sektorenspezifische und sektorenübergreifende einrichtungsübergreifende datengestützte Qualitätssicherung schaffen. Neu hinzugekommen ist der Wille, den Behandlungsverlauf über die Grenzen des stationären und ambulanten Sektors hinweg zu erfassen und zu betrachten. Solche sektorenübergreifenden und einrichtungsübergreifenden qualitätssichernden Verfahren wurden bisher jedoch nicht entwickelt. Problematisch dabei ist die mangelnde Zuschreibbarkeit der gefundenen Ergebnisse. Solange die Versorgung überwiegend von einzelnen Gesundheitseinrichtungen verantwortet wird, die keine vertragliche oder gesetzliche Verbindung haben, können einrichtungsübergreifende Ergebnisse nicht mit den bisherigen Vorgehensweisen bewertet und Verbesserungspotenziale keinem Leistungsanbieter zugeschrieben werden.

Hier könnte sich mit dem KHVVG eine wesentliche Entwicklung abzeichnen. Die in § 6b SGB V *Zuweisung von Koordinierungs- und Vernetzungsaufgaben* vorgesehenen Aufgaben für Universitätskliniken und ersatzweise Einrichtungen des Levels 3 werden in der Gesetzesbegründung wie folgt beschrieben:

»Durch die Übertragung der Koordinierungs- und Vernetzungsaufgaben sollen Versorgungsstrukturen optimiert und die Zusammenarbeit von Leistungserbringern, zum Bei-

spiel in Versorgungsnetzwerken, gefördert werden. Hierbei ist die gesamte Versorgungskette einschließlich des Transportes von Patientinnen und Patienten relevant.«

Konkret sind die Aufgaben jedoch so formuliert, dass sie auch als einschränkend interpretiert werden könnten:

- *»die krankenhausübergreifende Koordinierung von Versorgungsprozessen und -kapazitäten, insbesondere bei Großschadenslagen, und*
- *die Konzeption und die Koordinierung des Einsatzes regionaler, insbesondere telemedizinischer Versorgungsnetzwerke sowie informationstechnischer Systeme und digitaler Dienste.«*

Ausschlaggebend für die Wirksamkeit einer qualitätsfördernden Koordinationstätigkeit wird sein, was gemäß dem gesetzlichen Auftrag der Spitzenverband Bund der Krankenkassen, der Verband der privaten Krankenversicherung und die Deutsche Krankenhausgesellschaft über diese Aufgaben hinaus noch vereinbaren.

6 Ambulantisierung

In den letzten Jahren hat der Gesetzgeber bereits zahlreiche Formen der ambulanten Versorgung geschaffen (▶ Abb. 6.1). Immer wieder wurde mit gesetzgeberischen Initiativen versucht, nicht zwingend stationär durchzuführende Behandlungen in ambulante Behandlungsformen zu überführen. Dabei wurde mit den verschiedenen Versorgungsformen, die helfen sollten, die Sektorengrenzen zu überwinden und die Versorgung sicherzustellen, eine hohe Komplexität geschaffen, die es zu bewältigen gilt, sofern mehrere solcher Angebote genutzt werden. Die gesetzliche Grundlage für das ambulante Operieren durch das Krankenhaus hat erstmalig das 1993 in Kraft getretene »Gesetz zur Sicherung und Strukturverbesserung der Gesetzlichen Krankenversicherung« (GSG) mit dem § 115b SGB V *Ambulantes Operieren im Krankenhaus* geschaffen.

Trotz dieser verschiedenen Möglichkeiten kam es nicht zum erwünschten Umfang an ambulant durchgeführten Operationen und Eingriffen. In der Begründung zum MDK-Reformgesetz heißt es dazu (Bundestags-Drucksache 19/13397, S. 55): »*Deutschland gehört zu den Ländern, in denen im internationalen Vergleich Operationen überdurchschnittlich häufig stationär durchgeführt werden. Einer der Gründe hierfür dürfte sein, dass der AOP-Katalog nach § 115b Abs. 1 Satz 1 Nummer 1 SGB V in den Jahren seit 2005 nur marginal überarbeitet worden ist.*« Das deutet darauf hin, dass das Potenzial für ambulante Operationen derzeit in Deutschland noch unzureichend ausgeschöpft wird (Friedrich und Tillmanns 2016).

Im Koalitionsvertrag von 2021 wurde im Abschnitt »Ambulante und stationäre Gesundheitsversorgung« eine erneute Initiative zur Förderung des ambulanten Operierens angekündigt: »*Um die Ambulantisierung bislang unnötig stationär erbrachter Leistungen zu fördern, setzen wir zügig für geeignete Leistungen eine sektorengleiche Vergütung durch sogenannte Hybrid-DRG um. Durch den Ausbau multiprofessioneller, integrierter Gesundheits- und Notfallzentren stellen wir eine wohnortnahe, bedarfsgerechte, ambulante und kurzstationäre Versorgung sicher und fördern diese durch spezifische Vergütungsstrukturen.*« Abgeleitet daraus wurde neben dem § 115b mit dem § 115f SGB V *Spezielle sektorengleiche Vergütung* eine weitere Möglichkeit der ambulanten Leistungserbringung geschaffen.

Bedingt durch die neuen gesetzlichen und teilweise noch in der Erarbeitung befindlichen untergesetzlichen Vorgaben[1] darf damit gerechnet werden, dass vermehrt Ambulante Operationszentren (AOZ), Medizinische Versorgungszentren (MVZ), Praxiskliniken oder integrierte bzw. intersektorale Gesundheitszentren

---

1 Untergesetzliche Vorgaben erarbeiten vom Gesetzgeber beauftragte Organisationen wie der Gemeinsame Bundesausschuss, Bundesinstitute, die Bundesärztekammer usw.

(IGZ) entstehen, in denen ambulante Operationen durchgeführt und Eingriffe vorgenommen werden. Sie zu etablieren, ökonomisch effizient zu betreiben und dabei hochqualitative medizinische Leistungen anzubieten, ist eine Herausforderung, die auch das Qualitätsmanagementsystem der leistungsanbietenden Einrichtungen betrifft.

6.1 Das IGES-Gutachten

Gemäß § 115b Abs. 1a SGB V *Ambulantes Operieren im Krankenhaus* gaben die Deutsche Krankenhausgesellschaft, die Kassenärztliche Bundesvereinigung und die Spitzenverbände der Krankenkassen ein Gutachten in Auftrag, um ambulantes Operieren in Deutschland voranzutreiben. Aufgabe dieses Gutachtens war es,

- *»den Stand der medizinischen Erkenntnisse über ambulant durchführbare Operationen, stationsersetzende Eingriffe und stationsersetzende Behandlungen zu untersuchen,*
- *ambulant durchführbare Operationen, stationsersetzende Eingriffe und stationsersetzende Behandlungen konkret zu benennen,*
- *diesbezügliche unterschiedliche Maßnahmen zur Falldifferenzierung nach Schweregrad zu analysieren.« (IGES-Institut 2022)*

Dazu wurden bereits ambulant durchgeführte Operationen, stationsersetzende Eingriffe und stationsersetzende Behandlungen in ausgewählten Vergleichsländern untersucht. In einer detaillierten Darstellung wurden auf Basis empirischer Daten der Umfang und die sektorale Verteilung der Leistungen des aktuellen Katalogs nach § 115b SGB V sowie relevanter Leistungen in angrenzenden Versorgungssettings untersucht. Daraufhin erfolgte die Auswahl von Leistungen, die die Autoren für die Überarbeitung und Erweiterung des Katalogs nach § 115b SGB V empfehlen. Schließlich unterbreiteten die Autoren Vorschläge für eine Schweregraddifferenzierung der Behandlungsfälle, die als Grundlage für eine Differenzierung der Vergütung nach § 115b Satz 1 Nummer 2 SGB V herangezogen werden können (IGES-Institut 2022).

Basierend auf diesem Auftrag und den Erkenntnissen wurden im »Gutachten nach § 115b Abs. 1a SGB V« des IGES 2476 Leistungen aus dem Operationen- und Prozedurenschlüssel OPS neu benannt, die zukünftig als AOP-Leistungen erbracht werden könnten (IGES-Institut 2022). Damit würde sich die bisherige Anzahl von derzeit durch Krankenhäuser ambulant zu erbringenden Leistungen theoretisch von 2879 nahezu verdoppeln. Neben Operationen sind es auch diagnostische Maßnahmen wie diagnostische Endoskopien, die hinzukommen könnten.

Das IGES-Institut wählte den Ansatz, nicht nur »in der Regel« ambulant durchführbare Eingriffe zu identifizieren, sondern alle, die potenziell ambulantisiert werden können. Dementsprechend wurden diejenigen Eingriffe identifiziert, die – wenn auch mit einer geringen Wahrscheinlichkeit – dafür in Frage kommen.

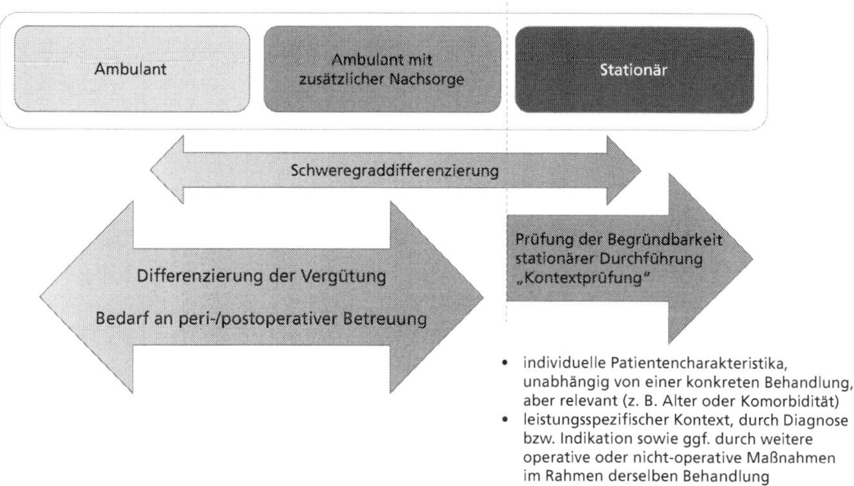

Abb. 6.1: Funktionen der Schweregraddifferenzierung im AOP-Kontext (nach: IGES-Institut 2022)

Die neun Prüfkriterien, die geeignet sein sollen, eine Begründung für einen stationären Aufenthalt anlässlich einer dieser Leistungen zu beschreiben, wurden nicht alle im Rahmen dieses Gutachtens fertig ausgearbeitet. Insbesondere wurde die soziale Indikation nicht näher spezifiziert.

Als eine Grundlage zur Differenzierung der Vergütung wurde die Schweregraddifferenzierung im Rahmen der Kontextprüfung beleuchtet. Dabei sollten aufwandsrelevante patienten- oder leistungsbezogene Schweregradunterschiede zu Vergütungsunterschieden führen, die z. B. in der perioperativen Betreuung entstehen oder in der postoperativen Nachsorge begründet sind (IGES-Institut 2022). Daneben wurde eine Vielzahl von sogenannten Kontextfaktoren herausgearbeitet, die sowohl Grundlage für die Indikationsstellung zur ambulanten bzw. als Begründung für eine stationäre Behandlung, als auch der Schweregraddifferenzierung dienen (▶ Abb. 6.1). Dabei spielt sowohl die Komplexität aufgrund von Komorbidität, dargestellt als PCCL (patientenbezogener Gesamtschweregrad), als auch der Pflegegrad und der Grad der Behinderung eine Rolle (IGES-Institut 2022).

Die Abbildung dieser im Patienten begründeten Faktoren im Finanzierungssystem spielt auch weiterhin eine entscheidende Rolle bei der Entscheidungsfindung eines Krankenhauses, ob bisher stationär erbrachte Leistungen auch weiterhin im stationären Setting oder in neu zu schaffenden bzw. zu erweiternden ambulanten Strukturen erbracht werden, dies verbunden mit dem finanziellen Risiko der MD-Überprüfung.

6.2 Ambulantes Operieren im Krankenhaus auf der Basis des § 115b

Die gesetzliche Grundlage für das ambulante Operieren durch das Krankenhaus hat erstmalig das 1993 in Kraft getretene »Gesetz zur Sicherung und Strukturverbesserung der Gesetzlichen Krankenversicherung« (GSG) geschaffen. Auf dieser Basis wurde zum 01.04.1993 der »Vertrag nach § 115b Abs. 1 SGB V – Ambulantes Operieren im Krankenhaus« zwischen den Spitzenverbänden der Krankenkassen, der Deutschen Krankenhausgesellschaft (DKG) und der Kassenärztlichen Bundesvereinigung (KBV) geschlossen. Zum 01.01.2010 wurde dieser Vertrag aktualisiert als »Vertrag nach § 115b Abs. 1 SGB V – Ambulantes Operieren und stationsersetzende Eingriffe im Krankenhaus« (sog. AOP-Vertrag). In seiner Anlage 1 beinhaltet er den »Katalog ambulant durchführbarer Operationen und sonstiger stationsersetzender Eingriffe im Krankenhaus« – den sog. AOP-Katalog. Vergütungsgrundlage für diese Eingriffe ist der einheitliche Bewertungsmaßstab (EBM).

Die im AOP-Katalog aufgeführten Leistungen müssen nicht unbedingt ambulant erbracht werden. Es bedarf einer Entscheidung im Einzelfall, die berücksichtigt, ob der Eingriff bei einem konkreten Patienten bzw. einer Patientin tatsächlich für eine ambulante Erbringung geeignet ist. Entscheidet die Einrichtung für eine stationäre Leistungserbringung, muss der Bedarf dazu mit einer Begründung nachgewiesen werden. Dazu müssen Kriterien vorliegen, die in »Anlage 2 zu den Gemeinsamen Empfehlungen zum Prüfverfahren nach § 17c KHG« (G-AEP-Kriterien) vom 06.04.2004 hinterlegt sind (GKV-Spitzenverband 2004). Dazu zählen Faktoren wie plötzliche Bewusstseinsstörungen, akuter Verlust von Seh- oder Hörfähigkeit und weitere dramatische Zustände. Diese, verbunden mit einer ebenfalls benannten Form der Behandlungsintensität, rechtfertigen eine stationäre Behandlung. Es wird jedoch auch festgelegt, dass ebenso wegen ihrer Vielfältigkeit nicht im Einzelnen aufgeführte, subakutere Zustände eine Rechtfertigung für einen stationären Aufenthalt anlässlich einer an sich ambulant zu erbringenden Leistung bilden können. Voraussetzung ist eine nachvollziehbare Dokumentation. Die dokumentierten Faktoren bilden die Grundlage für Fehlbelegungsprüfungen. Einer exakten Anamnese und Dokumentation kommt also eine große Bedeutung zu. Zur Dokumentationsunterstützung können dabei Checklisten hilfreich sein.

Der Indikationsstellung zu einer ambulant oder stationär durchgeführten Behandlung kommt nicht nur aus Gründen der Patientensicherheit Bedeutung zu. Die für in üblichen Krankenhausstrukturen durchgeführten ambulanten Operationen und Eingriffe zu niedrige Vergütung des EBM machte es für Krankenhäuser bisher unattraktiv, ambulante Leistungen zu erbringen. So wurden 2021 rund 647 Millionen ambulante ärztliche Behandlungsfälle erbracht, davon jedoch lediglich rund 20,1 Millionen ambulante Behandlungsfälle in 1420 Krankenhäusern (Drucksache 20/6135, Antwort der Bundesregierung auf die Kleine Anfrage der Fraktion der CDU/CSU, Berlin 06.04.2023).

Zum 18.12.2024 kam es zu einer Überarbeitung des AOP-Vertrages mit allen seinen Bestandteilen (▶ Abb. 6.2). Neue OPS-Kodes zur Erweiterung des Indikationsspektrums wurden aufgenommen, die Schweregradregelung von Frakturen wurde erweitert und Zuschläge für Hygiene und die Notfallversorgung eingeführt. So gehören nun z. B. auch kleinchirurgische Eingriffe, die teilweise in Narkose durchgeführt werden, zum ambulanten Behandlungsspektrum. Zudem wurden die Kontextfaktoren im AOP-Katalog eingeführt, um Fälle zu identifizieren, die trotz prinzipieller Erfüllung der Kriterien für eine ambulant durchführbare Operation eine stationäre Versorgung benötigen. Auch diese weitere Ausdifferenzierung der für die Fehlbelegungsprüfung relevanten Faktoren macht deutlich, welche Bedeutung einer zielgerichteten und vollständigen Dokumentation aller für die Entscheidungsfindung relevanten Umstände zukommt.

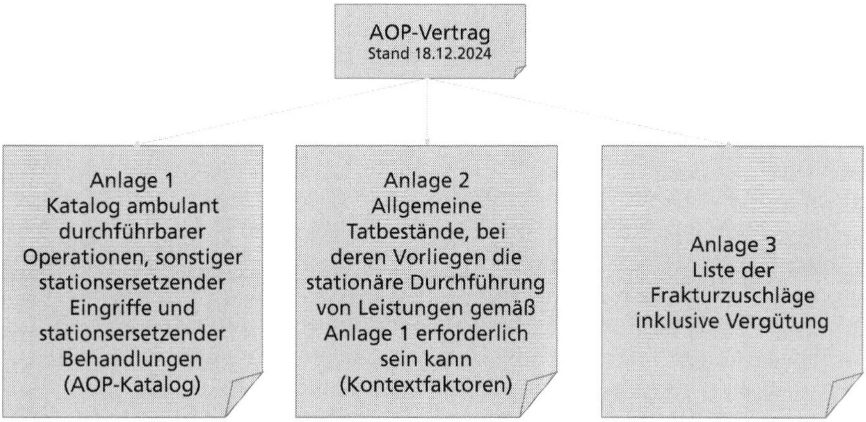

Abb. 6.2: Der AOP-Vertrag und seine Anlagen

Relevant für die Umsetzung qualitätssichernder Maßnahmen im Rahmen des ambulanten Operierens nach § 115b ist die Qualitätssicherungsvereinbarung. Diese sollte mit ihren Anforderungen bereits in allen Fachabteilungen umgesetzt sein, die in einer Einrichtung bisher ambulant operiert haben. Da nunmehr eine Ausweitung der Indikationsgebiete erfolgt, sind auch in den neu hinzukommenden Fachgebieten diese Voraussetzungen zu schaffen. Vor dem Hintergrund der Krankenhausreform gilt dies demnächst für alle entsprechenden Leistungsgruppen.

Da ambulant zukünftig nur Leistungen erbracht werden dürfen, für die im Rahmen der Krankenhausreform auch durch einen Feststellungsbescheid eine Zuweisung im stationären Bereich besteht, ist die Zuweisung von Leistungsgruppen auch für die Portfolioplanung im ambulanten Bereich ausschlaggebend.

6.2.1 Die Qualitätssicherungsvereinbarung gemäß § 115b SGB V

Relevant für die Umsetzung qualitätssichernder Maßnahmen im Rahmen des ambulanten Operierens nach § 115b ist die »Vereinbarung von Qualitätssicherungsmaßnahmen bei ambulanten Operationen und stationsersetzenden Eingriffen einschließlich der notwendigen Anästhesien gemäß § 115b Abs. 1 Satz 1 Nr. 3 SGB V – Qualitätssicherungsvereinbarung« (GKV-Spitzenverband 2006). Sie wurde zwischen den GKV-Spitzenverbänden, der DKG und der KBV geschlossen und existiert bereits unverändert seit 2006 als Ergänzung zum AOP-Vertrag.

Der Vertrag selbst umfasst allgemeine Vorgaben zur fachlichen Befähigung von Operateur und Assistenz und deren Nachweis. Darüber hinaus werden allgemeine organisatorische Anforderungen formuliert wie:

- die ständige Erreichbarkeit der Einrichtung oder des Operateurs bzw. behandelnden Arztes für den Patienten,
- die Dokumentation der ausführlichen und umfassenden Information des Patienten über den operativen Eingriff und die ggf. notwendige Anästhesie sowie alternative Möglichkeiten der Durchführung und Nachbehandlung,
- ein geregelter Informations- und Dokumentenfluss und die Kooperation zwischen den vorbehandelnden, behandelnden und nachbehandelnden Ärzten,
- eine geregelte Abfallentsorgung entsprechend den gesetzlichen Bestimmungen sowie
- das Vorhandensein eines Organisationsplans für Notfälle bzw. Zwischenfälle und die regelmäßige Teilnahme der Mitarbeitenden an Fortbildungen im Notfallmanagement.

Weiterhin wird die Beachtung allgemeiner Anforderungen an die Hygiene für Reinigung, Desinfektion und Sterilisation, Aufbereitung von Medizinprodukten, Vorhalten eines Hygieneplans, Dokumentation über Infektionen und die Einhaltung des Gesetzes zur Verhütung und Bekämpfung von Infektionskrankheiten beim Menschen (Infektionsschutz-Gesetz – IfSG) gefordert.

Unterschieden in

- Operationen,
- kleinere invasive Eingriffe,
- invasive Untersuchungen, vergleichbare Maßnahmen und Behandlungen und
- Endoskopien

werden spezifische Anforderungen an Räumlichkeiten, die technisch-apparative Ausstattung, Wascheinrichtung, die Ausstattung mit Geräten und Instrumentarium, Medikamenten, Operationstextilien, Verband- und Verbrauchsmaterial formuliert.

In den Anlagen 1 a–d werden zahlreiche spezielle Vorgaben für die fachliche Qualifikation, organisatorische und apparative Voraussetzungen sowie Auflagen bezüglich der fachlichen Befähigung (sog. Frequenzregelung) mit einer Vorgabe einer Mindestmenge pro Operateur für die Durchführung von Koloskopien, invasiv-kardiologischen Eingriffen, Arthroskopien und photodynamischen Therapien am Augenhintergrund formuliert.

Anlage 2 macht Vorgaben für zu dokumentierende Daten, Anlage 3 führt Leistungen auf, bei denen Abweichungen von den Strukturvorgaben möglich sind. Die in dieser Vereinbarung formulierten Vorgaben sind noch immer in Kraft und damit zu beachten. In der 4. Anlage wird die Finanzierung geregelt. Die Struktur der Vereinbarung und ihrer Anlagen wird in Abbildung 6.3 dargestellt (▶ Abb. 6.3).

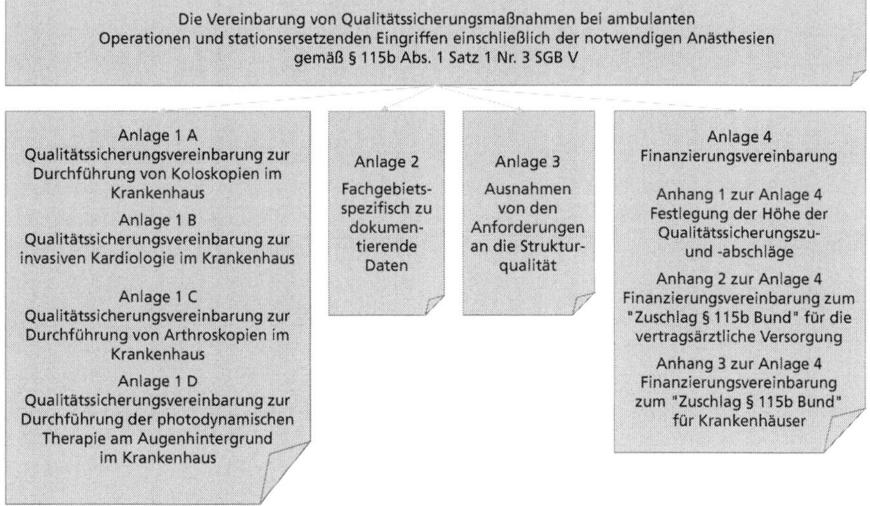

Abb. 6.3: Die Vereinbarung von Qualitätssicherungsmaßnahmen bei ambulanten Operationen und stationsersetzenden Eingriffen und ihre Anlagen

Ebenfalls werden im AOP-Vertrag die Landes- und Bundesstrukturen für die Qualitätssicherung Ambulantes Operieren, der Datenfluss und die Vorgehensweisen der Durchführung von Beratungsgesprächen und Begehungen am Ort der Leistungserbringung bei Auffälligkeiten bei der Datenauswertung geregelt.

6.3 Sektorengleiche Vergütung – Hybrid-DRG gemäß § 115f SGB V

Deutsche Krankenhausgesellschaft (DKG), Kassenärztliche Bundesvereinigung (KBV) und der GKV-Spitzenverband (GKV-SV) sind mit § 115f Abs. 1 SGB V aus dem Krankenhauspflegeentlastungsgesetz (KHPflEG) beauftragt worden, bis zum 31.03.2023 eine spezielle sektorengleiche Vergütung für ambulante Eingriffe zu vereinbaren. Die Vergütung soll unabhängig davon in derselben Höhe sein, ob die erbrachte und zu vergütende Leistung ambulant oder stationär erfolgte.

Bereits im Juni 2022 hatte die DKG in ihrem »DKG-Positionspapier zur Förderung der Ambulantisierung im stationären Versorgungsbereich – Einführung von Hybrid-DRGs und klinisch-ambulanten Leistungen« beschrieben, wie aus ihrer Perspektive die Vergütung der klinischen-ambulanten Leistungen über Hybrid-

DRGs erfolgen sollte (DKG 2022): »*Sofern sie zur Vergütung klinisch-ambulanter Leistungen herangezogen werden, sind Hybrid-DRGs pauschale, fallbezogene Vergütungen für originäre Krankenhausleistungen, die einheitlich zur Anwendung kommen, unabhängig davon, ob die Behandlung der Patientinnen und Patienten durch ein Krankenhaus ambulant oder stationär erfolgt.*« Mit dieser Position sollte erreicht werden, dass Abrechnungsprüfungen entfallen können, da der monetäre Anreiz zur stationären Leistungserbringung entfällt.

Im Januar 2023 haben die Vertragspartner die Gespräche zur Umsetzung dieses gesetzlichen Auftrags aufgenommen. Im Verhandlungsverlauf zeigte sich jedoch, dass die Positionen deutlich voneinander abweichend waren. Eine Vereinbarung konnte daher nicht fristgerecht erzielt werden. Die Vertragspartner haben das Bundesministerium für Gesundheit über das Nicht-Zustandekommen einer entsprechenden Vereinbarung informiert. Für diesen Fall war das Bundesministerium für Gesundheit durch § 115f Abs. 4 SGB V ermächtigt, durch Rechtsverordnung ohne Zustimmung des Bundesrates die spezielle sektorengleiche Vergütung und die nach § 115f Abs. 1 Satz 1 Nummer 2 zu vereinbarenden Leistungen zu bestimmen. Die »Verordnung zu einer speziellen sektorengleichen Vergütung (Hybrid-DRG-V)« trat in einer ersten Fassung am 01.01.2024 in Kraft. In dieser Verordnung sind diejenigen Leistungen aufgeführt, die unter die Hybrid-DRG-Vergütung fallen.

Im Nachgang haben sich der die DKG, die KBV und der GKV-SV auf eine Hybrid-DRG-Vergütungsvereinbarung einschließlich Anlagen mit Wirkung zum 01.01.2025 verständigt. In der Anlage 1 dieser Vereinbarung (Leistungskatalog) sind die Leistungen enthalten, für die ab dem Jahr 2025 die spezielle sektorengleiche Vergütung gilt. Die Verordnung über eine spezielle sektorengleiche Vergütung (Hybrid-DRG-Verordnung) vom 19.12.2023 trat damit am 31.12.2024 außer Kraft.

Die Verordnung enthielt in ihrer Anlage 1 einen sog. Startkatalog mit Leistungen, für die ab 01.01. 2024 die Vergütung nach § 4 – also den Hybrid-DRG – erfolgen musste. Dieser umfasste 244 einfache chirurgische, urologische und gynäkologische Prozeduren wie Hernieneingriffe, die Entfernung von Harnleitersteinen, Ovariektomien (verschiedene Eingriffe an den Eierstöcken), Arthrodesen (Versteifungen) der Zehengelenke und Exzisionen eines Sinus pilonidalis (operative Sanierung von nicht regelrechten Gängen und Hohlräumen in der Gesäßfalte = Steißbeinfisteln).

Das BMG beauftragte das InEK mit der Kalkulation dieser Hybrid-DRG, bei denen die Verweildauer nur einen Belegungstag ausmachen durfte und der PCCL unter 3 liegen sollte. Da Prozeduren selten isoliert und meist mit anderen gemeinsam vorgenommen werden, bedeutet dies, dass es zu Beginn nur eine kleine Fallzahl an Eingriffen betraf. Damit sollte ein einfacher Einstieg in die Ambulantisierung ermöglicht werden. Der Katalog sollte jedoch rasch ausgeweitet werden. In seiner Anlage 2 wurden die Hybrid-DRG aufgeführt, die für diese Eingriffe berechnet werden dürfen.

Mit der aktualisierten Fassung sind eine Reihe weiterer Eingriffe wie endoskopische Eingriffe an der Galle, der Leber und am Pankreas, proktologische Eingriffe an Analfisteln, Eingriffe an Hoden und Nebenhoden, brusterhaltende Eingriffe der

Mammachirurgie sowie osteosynthetische Versorgung von Klavikulafrakturen hinzugekommen. Weitere Indikationen, die unter diese Vergütungsform fallen, sind in den nächsten Monaten und Jahren zu erwarten.

6.3.1 Die Hybrid-DRG-Umsetzungsvereinbarung

Mit Datum vom 06.02.2024 wurde zwischen DKG und GKV-SV eine Umsetzungsvereinbarung für die Hybrid-DRG geschlossen (Hybrid-DRG-Umsetzungsvereinbarung). In Ergänzung zur Rechtsverordnung regelt sie die Administration und Abrechnung der Hybrid-DRG. Zum 01.01.2025 hat sie dann die Hybrid-DRG-Verordnung des BMG abgelöst. Ab 2025 erhalten Krankenhäuser und niedergelassene Ärzte für die o. g. 94 weiteren medizinischen Leistungen die gleiche sog. Hybrid-Vergütung – unabhängig davon, ob die Eingriffe ambulant oder bei einem kurzen Krankenhausaufenthalt erfolgen. Die Liste der Eingriffe muss nunmehr alle zwei Jahre überprüft und gegebenenfalls angepasst werden.

In der Umsetzungsvereinbarung wurde Klarheit über das Verhältnis von § 115b SGB V und § 115 f SGB V geschaffen. So sah der Referentenentwurf in § 4 Abs. 2 noch vor, dass die in Anlage 1 der Hybrid-DRG-Verordnung genannten Leistungen alternativ auch nach dem EBM-Ä abgerechnet werden können. In § 1 Abs. 4 der Hybrid-DRG-Umsetzungsvereinbarung ist eine Abrechnung für die in Anlage 1 der Hybrid-DRG-Verordnung genannten Leistungen über die Vergütungssystematik nach § 115b SGB V nun ausdrücklich ausgeschlossen. Krankenhäuser sind nun also verpflichtet, die betreffenden Leistungen als Hybrid-DRG abzurechnen.

Qualitätsrelevant ist in der Hybrid-DRG-Umsetzungsvereinbarung die Regelung aus § 1 Abs. 5. Diese besagt, dass Wiederaufnahmen zur stationären Versorgung am selben Tag im Zusammenhang mit der ambulanten Hybrid-Leistung zu einem Fall zusammengefasst werden. Damit ist die Abrechnung als stationärer Fall möglich, was eine solche Entscheidung bei Vorliegen von triftigen Gründen erleichtern wird.

6.3.2 Entlassmanagement auch bei Hybrid-DRG-Leistungen

§ 5 der Hybrid-DRG-Umsetzungsvereinbarung verdeutlicht, dass das Entlassmanagement nach § 39 Abs. 1a SGB V zur Unterstützung einer sektorenübergreifenden Versorgung des Versicherten beim Übergang in die Versorgung nach Krankenhausbehandlung auch für Hybrid-DRG gilt. Damit können auch notwendige, insbesondere ärztliche Behandlungen, Krankenpflege, Versorgung mit Arznei-, Heil- und Hilfsmitteln, Unterkunft und Verpflegung verordnet werden (► Abb. 6.4). Um die Verordnungen hinsichtlich ihrer Notwendigkeit zu beurteilen, sind ggf. die Mitarbeitenden des Entlassmanagements zu involvieren. Notwendig ist es auf jeden Fall, auch hier die Abläufe und Verantwortlichkeiten zu klären. Da es sich bei diesen Eingriffen um eine ausgesprochen kurze Verweildauer mit meist nur einer Übernachtung im Krankenhaus handelt, müssen hier Informationen zwischen den beteiligten Fachabteilungen und Mitarbeitenden des Krankenhauses rasch und zuverlässig übermittelt werden. Da es sich dabei um verschiedene Informationen handelt, die sowohl Komplikationen, Begleiterkrankungen, aber auch soziale Faktoren sowie eine Kombination daraus umfassen können, sollte über eine checklistengestützte, elektronische Informationsweitergabe nachgedacht werden.

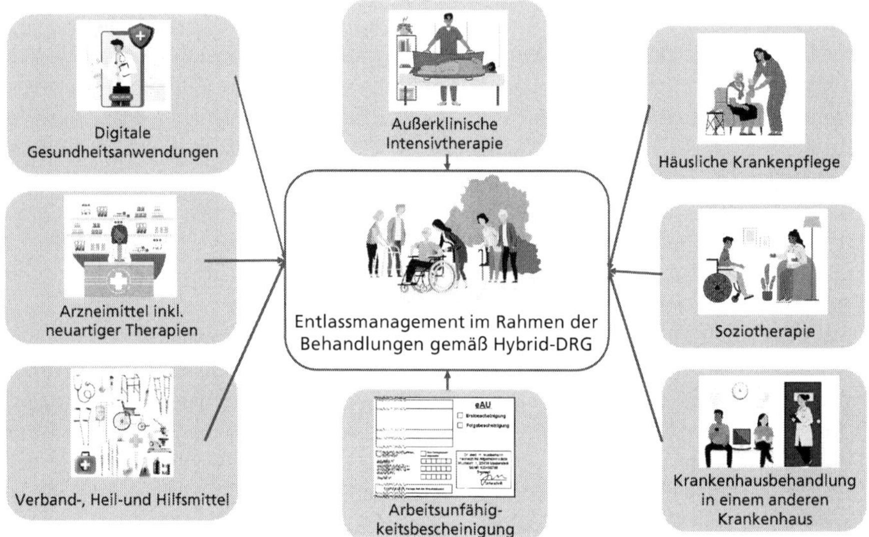

Abb. 6.4: Mögliche Verordnungen im Rahmen des Entlassmanagements bei Hybrid-DRG-Eingriffen

Mit einer fortschreitenden Ausweitung der Kataloge ambulant zu erfolgender Leistungen sowohl aus § 115b als auch nach § 115f ist zu rechnen. Auch wird die Hybrid-DRG-Vergütung laut § 115f SGB V bis zum Jahr 2030 das Vergütungsniveau ambulanter Leistungen nach § 115b erreicht haben. Es ist also notwendig, die verbleibende Zeit zu nutzen, auch hier die Prozesse so zu gestalten, dass eine Kostendeckung erreicht wird, ohne Qualität und Patientensicherheit zu gefährden.

7 Die praktische Umsetzung der Ambulantisierung im Krankenhaus

Um ambulantes Operieren im Krankenhaus kostendeckend und trotzdem angemessen zu gestalten, ist es notwendig, die zur Umsetzung notwendigen Prozesse und die Verwendung von Produkten anzupassen. Dafür ist es hilfreich, die Fragestellungen und Instrumente des Qualitätsmanagements zu nutzen.

7.1 Strategische Planung

Derzeit befindet sich das Gesundheitswesen und insbesondere die Krankenhausversorgung in einer großen Umbruchphase. Um in dieser Zeit die Gestaltungshoheit zu behalten, sind Krankenhäuser gut beraten, ihre Strategieentwicklung mindestens jährlich und ihre Umsetzungs- und Leistungsplanung am ehesten monatlich intensiv zu überprüfen. Dies trifft in besonderer Weise für die Ambulantisierung zu: Präzise geplant, effektiv koordiniert und effizient umgesetzt, können Einrichtungen die Chancen, die auch in dieser Umwälzung liegen, bestmöglich nutzen.

Die Empfehlungen in den folgenden Kapiteln beziehen sich im Wesentlichen auf die Ambulantisierung. Da sich aber korrespondierend auch die stationäre Leistungserbringung insgesamt in einem gravierenden Umbruch befindet, muss Ambulantisierung im Rahmen der Portfolioplanung und bei der praktischen Umsetzung immer im Gesamtkontext gesehen werden. Die Auswirkungen der Ambulantisierung sind noch immer nicht präzise voraussagbar, sodass Krankenhäuser auf die sukzessive sich konkretisierenden Rahmenbedingungen und die gemessenen Ergebnisse in kurzen Zeiträumen reagieren müssen.

Das Potenzial für die Ambulantisierung wird je nach Autor auf zwischen 10 und 30% (Bundesverband Medizintechnologie 2020, Barmer GEK 2022, Barmer Institut 2022) des bisherigen Leistungsspektrums eines Krankenhauses geschätzt. Der Bundesverband Medizintechnologie (BVMed) sieht dieses Potenzial bei 54 Krankenhäusern sogar bei bis zu 50%. Ziel vieler Einrichtungen wird sein, diese Potenziale im eigenen ambulanten Leistungsangebot zu verankern und ggf. sogar anderenorts freiwerdende Leistungsmengen zu akquirieren. Bereits in dieser Phase der Portfolioplanung sollte ein umfangreiches Kennzahlensystem aufgebaut werden, dass die bereits bekannten Vorgaben und Rahmenbedingungen jeweils aktuell im Blick behält und eine kontinuierliche Überwachung und Steuerung ebenso berücksichtigt wie eine Simulation verschiedener Szenarien ermöglicht.

Die Umsetzung der neu zu strukturierenden, ambulanten Angebote hat gravierende Auswirkungen auf die verbleibenden, stationären Leistungsangebote. Dabei wollen zahlreiche Fragen beantwortet werden wie etwa:

- Welche gesetzlichen und untergesetzlichen Anforderungen sind zu beachten?
- Welche Veränderungen für die Prozesse ergeben sich?
- Wer erarbeitet die neuen Vorgaben für Prozesse?
- In welchem Zeitraum sollte das geschehen?
- Wieviel Personal wird auch weiterhin im stationären Bereich benötigt?
- Soll und kann Personal aus dem stationären in den ambulanten Bereich transferiert werden? Welche Qualifikationen muss es dazu haben bzw. erwerben?
- Kann Personal flexibel in beiden Bereichen eingesetzt werden?
- Wie kann weiterhin die benötigte Besetzung der anderen Bereiche, wie bettenführende Stationen, Operationstrakt, Sprechstunden, Funktionsbereiche, aufrechterhalten werden?
- Wie können die Bereitschaftsdienste im stationären Bereich mit weniger Personal organisiert werden? Beteiligt sich das Personal im ambulantisierten Bereich an den Bereitschaftsdiensten?
- Welche Strukturelemente, wie Räumlichkeiten, Geräte oder Instrumente, sind vorzuhalten oder müssen evtl. neu beschafft werden?
- Wie können Wartezeiten an den einzelnen Prozessstationen für ambulante Patienten vermieden werden, um einen raschen Durchlauf zu gewährleisten?
- Wie erfolgt die Priorisierung bei stationär und ambulant gleichermaßen genutzten Räumen, Geräten usw.?
- Sind Umbauten und Investitionen notwendig und, wenn ja, wann und in welchem Umfang?

In regelmäßigen, monatlichen, mindestens jedoch quartalsweisen Abständen sollte sich der gesamte Führungskreis mit diesem Themenkomplex befassen und sich dabei den aktuellen Stand daten- und faktenbasiert vor Augen führen. Eine umfassende Analyse des Stands und der ausstehenden oder neu zu formulierenden Aktivitäten gelingt dabei nur durch die Zusammenarbeit der Führungskräfte aller an der Ambulantisierung beteiligter und von der Ambulantisierung und ihren Auswirkungen betroffener Berufsgruppen. Dabei sind Expertisen im Qualitäts-, Prozess- und Projektmanagement und nicht zuletzt im Changemanagement und der Unternehmenskommunikation sowie der Digitalisierung von entscheidender Bedeutung. Der Einbezug des Qualitäts- und klinischen Risikomanagements, von Kommunikations- und IT-Experten ist neben den Führungskräften der unmittelbar an der Patientenbehandlung beteiligten Berufsgruppen in einen Steuerkreis also unabdingbar. In den sich anschließenden Teilprojekten sollten die unmittelbar in der Ambulantisierung tätigen bzw. tätig werdenden Mitarbeitenden und wo möglich auch die Schnittstellenpartner z. B. aus dem ambulanten Sektor eingebunden werden.

Die strategische Planung mündet in die Definition von Unternehmenszielen für die Leistungserbringung, den Ressourceneinsatz, die organisatorische und administrative Umsetzung sowie die wirtschaftlichen Ergebnisse. Die Einbettung in das regionale Versorgungsgeschehen wird dabei genauso einbezogen wie die Belange der Patienten. Für die Steuerung der operativen Umsetzung ist es erforderlich, ein Kennzahlensystem zu erarbeiten, das eine rasche Übersicht über die jeweils aktuelle Situation gewährleistet. Dabei können zwei Phasen unterschieden werden (▶ Kap. 7.2, ▶ Kap. 7.3).

7.2 Die Planungsphase

In der ersten Phase geht es darum, geeignete Prozesse zu erarbeiten und umzusetzen, um die Unternehmensziele zu erreichen. Daraus ergeben sich die Anforderungen an funktionsunterstützende Strukturen. Dazu sollte für jede Besprechung eine stets zu aktualisierende Übersicht über die dafür definierten Projekte mit den Meilensteinen und ihrem Umsetzungsstand vorbereitet werden (▶ Abb. 7.1). Für jedes Projekt sind dazu Meilensteine mit Zielzeiten zu definieren. Die Einhaltung der Termine wird regelmäßig überwacht. Die Zielzeiten der einzelnen Projekte werden sinnvoll aufeinander abgestimmt.

Die Benennung von Projektverantwortlichen allein wird dabei nicht ausreichend sein. Die Übertragung der Gesamtverantwortung für ein solches Gesamtpaket an Projekten an eine Person mit Kenntnissen in Projekt- und Prozessmanagement ist dabei unbedingt notwendig. Sinnvollerweise berichtet diese Person in mindestens monatlich durchzuführenden Projektsachstandsbesprechungen mit einer kompakten Übersicht über den Stand der einzelnen Projekte einem Steuerungskreis (▶ Abb. 7.1). Dabei ist absehbar, dass aufgrund der sich stets weiter konkretisierenden Rahmenbedingungen der Gesamtentwicklung im Gesundheitssystem immer wieder Projektanpassungen notwendig sind, auf die zu reagieren ist.

	Projekt A	Projekt B	Projekt C	Projekt D	Projekt E
Planungsphase					
Umsetzungsphase					
Evaluationsphase					
Anpassungsphase					

Abb. 7.1: Projektübersicht zur Überwachung der Umsetzung der Ambulantisierung

7.2.1 Ambulante Prozesse gestalten

Ergänzend zu den Fragen, die bereits im Rahmen der strategischen Überlegungen aufgeführt wurden, stellen sich noch viele weitere, die es zu beantworten gilt. Diese Fragen ergeben sich, wenn die Prozesse systematisch durchleuchtet werden, um die zahlreichen Vorgaben einzuhalten und gleichzeitig effektive und effiziente Abläufe zu planen. Hier eine Auswahl dieser Fragen ohne Anspruch auf Vollständigkeit:

- Über welche Wege kann ein Patient – bzw. für diesen sein überweisender Arzt – einen Termin buchen?
- Gibt es fächer- bzw. leistungsgruppenübergreifend eine feste Ansprechperson für die Terminvergabe für elektive und halbelektive Eingriffe oder regelt das jede Fachabteilung individuell?
- Gibt es feste Tage, an denen ambulante elektive und halbelektive Leistungen erbracht werden sollen?
- Gibt es festes Personal in der Organisationseinheit für ambulante Leistungen oder wechselt dieses pro Leistungsgruppe bzw. Fachabteilung?
- Welche Kenntnisse benötigt das nichtärztliche Personal für den Fall eines fächerübergreifenden Einsatzes?
- Welche Kapazitäten werden für Patienten mit verlängerter Nachbeobachtungszeit geplant?
- Wer erhebt wann die erforderlichen Patientendaten?
- Wie werden Vorbefunde zur Verfügung gestellt, wer prüft deren Vollständigkeit, bewertet die sich daraus ergebenden Befunde und bestätigt oder modifiziert die Indikationsstellung?
- Welche Anästhesien werden angeboten?
- Zu welchem Anlass bzw. Zeitpunkt erfolgt die OP- und Anästhesieaufklärung?
- Wer prüft am Tag des Eingriffes die OP-Fähigkeit des Patienten?
- Bekommen ambulant versorgte Patienten eine Patientenkennzeichnung, z. B. in Form eines Patientenarmbandes, und ggf. wer erstellt es und legt es dem Patienten an?
- Wer ist für die korrekte Ausfüllung der OP-Checkliste verantwortlich, nachdem eine solche entwickelt bzw. angepasst wurde?
- Wie und durch wen erfolgt die Vorbereitung auf den Eingriff (Be- bzw. Entkleidung des Patienten, Weg und Transport des Patienten bis zum OP-Ort, Desinfektion des OP-Gebietes, Abdeckung des OP-Gebietes usw.)?
- Welche persönlichen Hygienemaßnahmen für das Personal sind notwendig (OP-Bekleidung, Handhygiene)
- Wie wird das Patienteneigentum während des Eingriffs und in einer ggf. notwendigen Nachbeobachtungszeit geschützt?
- Wie und durch wen erfolgt die Weiterversorgung nach dem Eingriff (Transport des Patienten bis zum Nachbeobachtungs- bzw. Wartebereich, Essens- und Getränkeversorgung bei nachbeobachteten Patienten, Hilfe beim Gang zum Verkehrsmittel usw.)?

- Wer erstellt wann die notwendigen Dokumentationen (Patientenakte, Arztbrief, Arbeitsunfähigkeitsbescheinigung, Rezepte, insbesondere notwendige Schmerzmittel, Verordnungen usw.)?
- Wer informiert den Patienten über Maßnahmen, die die Heilung unterstützen bzw. gefährden?
- Soll eine Telefonhotline für Nachfragen für verunsicherte Patienten eingerichtet werden, um Wiederaufnahmen über die Notaufnahme zu vermeiden? In welchen Zeiten und mit welcher Qualifikation ist diese besetzt?
- Wie, zu welchen Zeitpunkten und mit welchen Instrumenten soll die Befragung der Patienten erfolgen?

Die Vorgaben aus der Vereinbarung zur Qualitätssicherung, wie die ständige Erreichbarkeit der Einrichtung, die Dokumentation der Information des Patienten über den operativen Eingriff und die ggf. notwendige Anästhesie, den Informations- und Dokumentenfluss und die Kooperation zwischen mitbehandelnden Ärzten, die Abfallentsorgung und Pläne für Not- und Zwischenfälle (▸ Kap. 6.2.1) sind in diesen Prozessen zu beachten und umzusetzen.

7.2.2 Wertstromanalyse und -design

Da für zahlreiche Einrichtungen die Ambulantisierung in dem nunmehr zu erwartenden Umfang die Umstrukturierung ihrer Prozesse bedingt, sollte dafür Ausschau nach geeigneten Instrumenten gehalten werden. Eine für diese Zwecke geeignete Form des Prozessmanagements ist die Wertstromanalyse (Value Stream Mapping) mit dem darauf aufbauenden Wertstromdesign (Value Stream Design), die zum Instrumentarium des Lean Management gehören. Sie dienen dazu, Verschwendung zu identifizieren und die Effizienz des Prozesses zu verbessern. Dazu werden Prozesse von der Beauftragung bis zum Zahlungseingang beleuchtet (Call to Cash). Im Fall der neu zu konzipierenden Ambulantisierung ist es ein »Concept to Launch«-Projekt.

Mit der Wertstromanalyse wird zunächst der Ist-Zustand des Gesamtprozesses – also aller Schritte, die zur Erbringung einer Dienstleistung erforderlich sind – detailliert erfasst und visualisiert, unterschieden in:

- Darstellung von Materialflüssen: Bei Nutzung spezieller, neu zu gestaltender Räumlichkeiten für ambulantes Operieren sind diese entsprechend zu gestalten. Auch die Logistik für die Ver- und Entsorgung muss dargestellt werden.
- Darstellung von Informationsflüssen, insbesondere zur Auftragseinsteuerung: beim ambulanten Operieren übertragbar z. B. mit der Führung der Patientenakten und der Erstellung des OP-Planes
- Beurteilung der Performance durch Prozesskennzahlen: Rüstzeiten, Schnitt-Naht-Zeiten, Naht-Schnitt-Zeiten, Durchlaufzeiten, Wartezeiten usw.

Dies geschieht mit dem Ziel, Schwachstellen und Verschwendung im Wertstrom durch Vereinfachung des Informationsflusses und Verbesserung der Transparenz aufzuzeigen. Dabei erfolgt die Darstellung immer auch für die Schnittstellen der Ver- und Entsorgung. Das dabei entstehende Wertstromdiagramm wird dazu genutzt, wertschöpfende von nicht wertschöpfenden Tätigkeiten zu unterscheiden und Problemstellen der Kommunikation sichtbar zu machen. Besondere Aufmerksamkeit erfahren dann im sich anschließenden Wertstromdesign die nicht wertschöpfenden Tätigkeiten. Diese sollen verkürzt, ausgedünnt oder ggf. sogar eliminiert werden.

Wertstromdesign baut auf die Wertstromanalyse auf und dient der Neugestaltung der Produktion hin zu einem effizienten und patientenorientierten Wertstrom. Ergebnis ist ein schlanker Dienstleistungsbetrieb. Die Ableitung des Soll-Zustandes erfolgt, indem

- Verschwendungen im Ist-Zustand aufgezeigt und neue schlanke Lösungen gefunden und skizziert werden,
- der skizzierte Soll-Zustand implementiert wird, indem er zunächst in Teilschritte zerlegt, mit den Mitteln des Projektmanagements Termine, Meilensteine und Verantwortliche benannt und die Teilschritte umgesetzt werden und
- die Umsetzung des Soll-Zustandes mit Hilfe von Kennzahlen und ggf. Audits wie z. B. Layerd Process Audits kontrolliert, ggf. korrigiert und standardisiert wird.

Während das übliche Prozessmanagement sich oft auf die Analyse und Optimierung einzelner Prozesse innerhalb einer Organisation konzentriert, betrachtet Wertstromdesign die gesamte Wertschöpfung von Anfang bis Ende. Damit sind auch die Vor- und Nachbehandlung z. B. in Arztpraxen oder MVZ Gegenstand der Betrachtung. Der besondere Fokus auf Verschwendungen bzw. überflüssige oder unnötig langwierige Prozessschritte hilft, Zeit und Material einzusparen, worauf es bei der Gestaltung des ambulanten Operierens besonders ankommt.

7.2.3 Geeignetes Personal beschäftigen

Nicht nur im Rahmen der Umsetzung des KHVVG ergeben sich Aufgaben für das Personalmanagement. Eine zentrale Frage, die sich aus mehreren der hier aufgeführten Themen ergibt, ist die Arbeitsteilung zwischen den beteiligten Berufsgruppen. Dem kommt für eine effektive und effiziente, aber auch sichere Ambulantisierung ausschlaggebende Bedeutung zu. Dies berichtet von Rath in seinem Beitrag »Delegation – von der Praxis für die Praxis« (von Rath 2024): »*Ein wesentlicher Unterschied zwischen dem Arbeitsalltag von in (Team)Praxen ausgebildeten MFAs und von im Krankenhaus ausgebildeten Pflegefachpersonen (d. h. Krankenschwestern und Krankenpflegern) ist, dass MFAs vom ersten Arbeitstag an Praxisabläufe gewohnt sind. Unsere Arbeitsabläufe sind häufig hochspezifisch, komplex, arbeitsteilig und schnell. Hinzu kommen sehr breite administrative Abläufe des Patientenversorgens, -durchleitens und teilweise auch -steuerns, die ebenfalls mit hoher Schlagzahl ausgeführt werden. … Im Gegensatz dazu kommen Krankenpfleger:innen, sofern sie nicht gerade in einer Notaufnahme gearbeitet haben, nach meiner Erfahrung teilweise besser zurecht mit weniger*

Patient:innen, mit intensiverer Zuwendung und weniger ambulant steuernder und leistungsabrechnender Computerarbeit.«

Ähnliche Unterschiede ergeben sich auch für den Erfahrungshintergrund der andere Berufsgruppen. Das macht deutlich, dass sich neue Aufgaben für die Personalentwicklung ergeben, wenn mit vorhandenem Personal ambulantes Operieren im Krankenhaus professionell und effektiv aufgebaut werden soll.

7.3 Die Umsetzungsphase

Die zweite Phase umfasst die Implementierung der Prozesse in die tägliche Praxis. Unterstützend dabei ist es, wenn alle konzipierten und konsentierten Prozesse in Arbeits- und Verfahrensanweisungen umgesetzt werden, die in die Dokumentenlenkung des Unternehmens übernommen werden. Zusätzlich sollten für die Umsetzungsüberwachung die mit den Prozessen verbundenen Ziele mit Qualitätskennzahlen messbar gemacht werden. Die in Abbildung 5.4 bereits dargestellte Qualitätsregelkarte kann auch hier hilfreich sein (▸ Abb. 5.4).

Nicht nur die immer wieder zu überdenkende strategische Ausrichtung, sondern auch die Umsetzung und Implementierung sind rollierende Prozesse. Dies ergibt sich schon daraus, dass in den nächsten Monaten immer mehr Leistungsgruppen in den AOP-Katalog oder in den Hybrid-Katalog einbezogen werden sollen und mindestens für Hybrid-DRG-Leistungen die Vergütung immer weiter zurückgehen soll.

Sobald erste Prozesse erarbeitet sind, sollte erwogen werden, diese – soweit sinnvoll – bereits zu etablieren. Für diese Phase konnte ein Dashboard erarbeitet werden, das die aussagekräftigsten Kennzahlen in einer Übersicht über das Ambulantisierungsgeschehen pro Fachabteilung bzw. Leistungsgruppe bereitstellt (▸ Abb. 7.2). Ein solches Dashboard umfasset neben Qualitätskennzahlen auch relevante Wirtschaftlichkeitskennzahlen, die neben Erlösen den Aufwand, insbesondere auch Personaleinsatz und -kosten, berücksichtigt. Beispiele solcher Prozess- und Ergebniskennzahlen und die Möglichkeiten einer Analyse bei Abweichungen von Zielwerten oder Veränderungen zu Vormonaten sind in Tabelle 7.1 dargestellt (▸ Tab. 7.1).

Tab. 7.1: Prozess- und Ergebniskennzahlen und die Instrumente der Analyse

Mögliche Prozess- und Ergebniskennzahlen	Was ist bei Abweichungen vom Zielwert zu tun?
Wartezeiten bzw. die Zuverlässigkeit der Zeitplanung für die Einbestellung der Patienten	Überprüfung des Konzeptes zur Einbestellung von Patienten

Tab. 7.1: Prozess- und Ergebniskennzahlen und die Instrumente der Analyse – Fortsetzung

Mögliche Prozess- und Ergebniskennzahlen	**Was ist bei Abweichungen vom Zielwert zu tun?**
Gesamtaufenthaltsdauer eines Patienten im Vergleich zur geplanten Aufenthaltsdauer in der ambulanten OP-Einheit	Überprüfung der Durchlaufzeiten an den einzelnen Behandlungsstationen mit Problemanalyse
Anteil und Anzahl derjenigen Patienten, deren zunächst ambulant geplanter Eingriff in einen stationären Aufenthalt mündete	Überprüfung der Indikationsstellung und der für die Anamneseerhebung verwendeten Checklisten
Anzahl Nachbehandlungen wegen Infektionen	Überprüfung des Hygienekonzeptes und des hygienebezogenen Vorgehens
Anzahl Nachbehandlungen wegen spezifischer Komplikationen	Analyse der Einzelfälle in einer Mortalitäts- und Morbiditäts-Konferenz (M&M-Konferenz)
Zufriedenheit mit der medizinischen Versorgung	Analyse der PROM-Erhebungsergebnisse
Zufriedenheit mit der pflegerischen Versorgung	Analyse der PROM-Erhebungsergebnisse
Zufriedenheit mit den organisatorischen Abläufen	Analyse der PREM-Erhebungsergebnisse
Weiterempfehlungsrate aus der Patientenbefragung	Auswertung der Beschwerden

Dashboard Überwachung Ambulantisierungsgeschehen					
	Januar	Februar	März	April	
		Leistungsruppe y			
Kennzahl A	x% →	x% →	x% ↑	x% ↑	
Kennzahl B	x% →	x% ↑	x% →	x% →	
Kennzahl C		x% →	x% ↓	x% →	
		Leistungsruppe z			
Kennzahl A	x% →	x% →	x% ↑	x% →	
Kennzahl B	x% ↑	x% →	x% →	x% →	
Kennzahl C		x% →	x% ↓	x% →	

Abb. 7.2: Dashboard zur Überwachung des Ambulantisierungsgeschehens

Ergänzend werden auch die Ergebnisse von MD-Prüfungen der stationären Fälle vorgehalten. Um daraus strategische und operative Erkenntnisse ableiten zu können, sollten diese Kennzahlen sich auf Leistungsgruppen beziehen. Zur besseren Übersicht sollten Trends kenntlich gemacht werden. Mindestens monatlich sollten sie aufbereitet (▶ Abb. 7.2) und durch den Führungskreis und beteiligte Mitarbeitende bewertet werden, um Verbesserungspotenziale zu erkennen und umzusetzen. Ergänzend kommen die Analysemethoden aus Tabelle 1 zum Einsatz (▶ Tab. 7.1).

Ambulantisierung kann nur zum Erfolg führen, wenn sie ganzheitlich betrachtet und als fester Bestandteil in die Gesamtstrategie des Krankenhauses eingebettet wird.

7.4 Die Umsetzung mit Audits unterstützen

Eine nachhaltige Umsetzung neuer und komplexer Prozesse ist in vielen Krankenhäusern keine Selbstverständlichkeit. Neben einem Kennzahlensystem empfehlen sich deshalb Prozessaudits. Diese können im Rahmen des Qualitätsmanagementsystems organisiert und wie nach DIN EN ISO 19011 üblich durchgeführt werden (DIN EN ISO 19011–2018–10).

Neben den »normalen« internen Audits sollte auch die Anwendung einer neue Auditform in Erwägung gezogen werden. Layerd Process Audits (LPA) sind eine solche – vergleichsweise neue – Auditform. Sie werden nicht durch einen vom auditierten Bereich unabhängigen Auditor durchgeführt, sondern durch eine Führungskraft, die im eigenen Bereich LPA durchführt und damit einen bestimmten Prozess ändern oder stabilisieren will. LPA sind dadurch gekennzeichnet, dass sie nur sehr kurz andauern (TQU International GmbH, o.D.). Die Führungskraft – Chef- oder Oberärzte bzw. pflegerische Führungskraft – macht sich einen Plan, der auch den zu auditierenden Mitarbeitern bekannt ist. In kurzen Sequenzen – meist den normalen Tagesablauf begleitend – finden checklistengestützte Prozesskontrollen statt. Diese Checklisten werden aus den für den jeweiligen Prozess vorhandenen Vorgabendokumenten (Verfahrensanweisungen, Arbeitsanweisungen usw.) abgeleitet. Dabei muss nicht jeder Prozessschritt in die Checkliste aufgenommen werden. Der Fokus liegt auf denjenigen Prozessschritten, bei denen die größte Veränderung vorgenommen wurde, die erfolgsentscheidend oder kostenintensiv sind. Auch wenn die LPAs hauptsächlich dazu dienen, die korrekte Umsetzung des Soll-Prozesses zu verifizieren, wird im Anschluss an eine LPA auch überprüft, ob Prozessschritte im Soll noch angepasst werden müssen.

Die Kontrollpunkte auf der Checkliste sind dadurch gekennzeichnet, dass sie neu eingeführt und umgesetzt wurden oder einer Verstetigung, Verbesserung oder Veränderung bedürfen. So vergewissert sich der Leiter der ambulanten OP-Abteilung beispielsweise, dass

- ein neues Medikamentenschema von einzelnen Assistenzärzten bei den in Frage kommenden Patienten eingesetzt wird,
- die Schmerztherapie auf der Basis eines vorgegebenen Prozesses stattfindet,

- in der Anamnese Unverträglichkeiten und medikamentöse Wechselwirkungen identifiziert werden,
- Verbände in der Art und Weise angelegt werden, wie das festgelegt wurde,
- betroffene Patienten wie vorgesehen im Umgang mit ihrer Wunde geschult werden.

Mitarbeitende, die noch nicht alle auditierten Prozessbestandteile wie vorgesehen umsetzen, werden unmittelbar angesprochen, nach Ursachen befragt und ggf. nachgeschult.

LPA werden so lange wiederholt und ggf. auf andere Prozessschritte fokussiert, bis der Gesamtprozess zufriedenstellend und dauerhaft umgesetzt ist. Tabelle 7.1 und 7.2 zeigen ein Beispiel für eine Protokollvorlage für ein LPA (▸ Tab. 7.2, ▸ Tab. 7.3).

Tab. 7.2 LPA-Checkliste

LPA Checkliste	Kernprozess	Teilprozess	Prozess	Datum

Tab. 7.3 Protokollvorlage für ein LPA

Nr.	Prüfpunkte	erfüllt ja	erfüllt nein	Ursache	erfüllt ja	erfüllt nein	Maßnahme
1.		☐	☐		☐	☐	
2.		☐	☐		☐	☐	
3.		☐	☐		☐	☐	
4.		☐	☐		☐	☐	
5.		☐	☐		☐	☐	
6.		☐	☐		☐	☐	

Mit Hilfe einer solchen Protokollvorlage können ein sich über mehrere Tage erstreckendes LPA als Aushang für alle Mitarbeitenden im betroffenen Bereich angekündigt und die Ergebnisse prozessbegleitend dokumentiert werden.

Durch LPA können in kurzer Zeit viele Prozesse beleuchtet und viele Mitarbeiter hinsichtlich ihrer Prozesstreue auditiert werden.

7.5 Qualität bei der Ambulantisierung messen

Für den stationären Bereich stehen durch die gesetzliche Qualitätssicherung für verschiedene Leistungen Qualitätskennzahlen zur Verfügung. Dies ist bei ambulantisierten Prozessen nicht der Fall. Behandlungsfälle, die bisher in die gesetzliche Qualitätssicherung einbezogen waren, sind nach gegenwärtiger Beschlusslage des G-BA zukünftig nicht mehr einbezogen.

Wichtig ist es für ein Krankenhaus jedoch, ein Kennzahlenset auch für diese Behandlungen zu nutzen. Ein besonderes Augenmerk sollte dabei auf diejenigen Behandlungen gerichtet werden, die als potenziell ambulantisierbar gelten, jedoch stationär durchgeführt wurden. Neben den Kennzahlen, die in einem Dashboard für eine Übersicht über das Ambulantisierungsgeschehen erhoben werden, gibt es zahlreiche weitere Qualitätsaspekte, die gemessen und regelmäßig bewertet werden sollten, um ggf. auftretende Qualitätsdefizite zu erkennen und deren Analyse zu unterstützen.

Zur Messung der Ergebnisqualität aus Sicht der Leistungserbringer sollten auf jeden Fall die Outputs (Frühergebnisqualität, erhoben beim Verlassen der behandelnden Einrichtung bzw. wenige Tage danach z. B. bei der Wundkontrolle) betrachtet werden.

Auch Outcomes (Spätergebnisqualität, erhoben zum Zeitpunkt bzw. zu Zeitpunkten, an denen das abschließende Behandlungsergebnis erwartet werden darf), berichtet durch die Leistungserbringer (Schrappe und Pfaff 2017), sollten für ausgewählte Eingriffe erhoben werden. Dies betrifft vor allem Eingriffe, bei denen der Patient zur weiteren Behandlung Kontakte mit dem Krankenhaus hat. Um auch fachspezifische Anforderungen zu berücksichtigen, müssen Qualitätsindikatoren je nach Indikation, Schweregrad und Behandlungsphase abgebildet werden.

Wichtig ist zudem die Sicht der Patienten. Aus ihrer Sicht kann man Versorgungsqualität in verschiedene Themenbereiche aufteilen, die mit unterschiedlichen Instrumenten messbar gemacht werden: PROMs, PREMs und Zufriedenheitsbefragungen zur Servicequalität (▶ Abb. 7.3). Dafür finden jeweils unterschiedliche Fragetypen zu verschiedenen Befragungszeitpunkten Anwendung.

Ergebnisqualität wird mittels PROMs (▶ Kap. 5.7) erhoben. Besonders das Outcome nach mehreren Wochen oder gar Monaten ergänzt die Outputmessung sinnvoll. Hier wird indikationsspezifisch nach sich postinterventionell verändernden Funktionalitäten und Gesundheitszuständen gefragt. Diese haben oft erst nach Monaten einen der Intervention zuzurechnenden Endzustand erreicht. Deshalb sollte eine Befragung zu PROMs nicht nur direkt nach der Intervention, sondern auch zu weiteren Zeitpunkten danach erfolgen.

PREMs (▶ Kap. 5.6) beschreiben die Qualität der Kernprozesse wie die Information, Aufklärung und die Beteiligung an der Entscheidungsfindung, die Unterstützung beim Umgang mit Wunden und Schmerzen usw. aus Patientensicht. Dazu müssen zunächst die angestrebten und geplanten Prozessstandards festgelegt sein, um dann den Grad ihrer Umsetzung erheben zu können. Dies geschieht mit ereignisorientierten Fragen nach dem Prinzip: »Kam es vor, dass …«.

Ergänzend dazu können Aspekte der Servicequalität gemessen werden, wie etwa die Zufriedenheit mit der telefonischen Erreichbarkeit des Krankenhauses, die Einfachheit der Terminvereinbarung, der sichere Umgang mit Patienteneigentum, die bedarfsgerechte Einrichtung von Wartebereichen oder die Speisen- und Getränkeversorgung. Diese Sachverhalte werden unmittelbar mit Fragen nach der Zufriedenheit – »Wie zufrieden waren Sie mit …« – ermittelt. Diese Themen müssen – ebenso wie PREMs – zu einem nahe am Eingriffszeitpunkt liegenden Termin erfragt werden. Messinstrumente und Befragungszeitpunkte sollten validiert und standardisiert sein und können meist auch für verschiedene Leistungsgruppen gemeinsam genutzt werden.

Abbildung 7.3 stellt noch einmal die Messinstrumente für die Erfassung der Patientensicht der verschiedenen Qualitätsdimensionen vor (► Abb. 7.3).

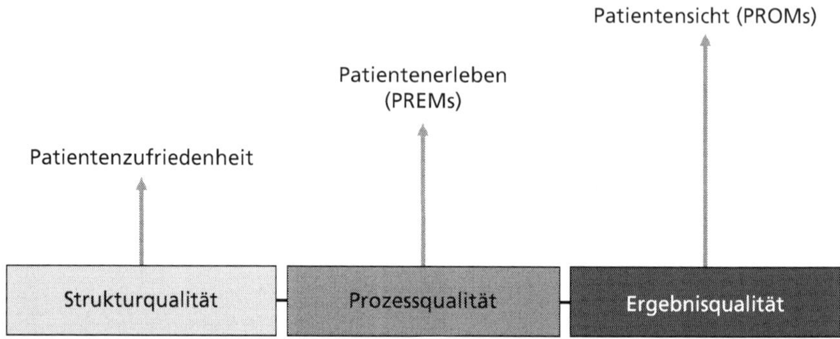

Abb. 7.3: Qualitätsaspekte, die durch Befragung von Patienten beurteilbar werden

Neben den quantitativen Informationen müssen selbstverständlich auch die Informationen aus qualitativen Verfahren wie Beschwerden, CIRS-Meldungen und Auditergebnisse in die Qualitätsmessung einbezogen werden. Sie sollten für die Ambulantisierung gesondert dargestellt werden, um die Patientenanforderungen und deren Erfüllung und die speziellen Prozesse und deren Umsetzung einer Bewertung zugänglich zu machen. Eine Bewertung innerhalb der Managementbewertung einer Einrichtung ist jedoch sinnvoll und notwendig. Die Vorgaben, die sich aus der QM-Richtlinie des G-BA ergeben, sind dabei zu beachten.

8 Qualitätsmanagement und Digitalisierung

Digitalisierung hat auch für das Qualitätsmanagement unübersehbar zahlreiche Auswirkungen. Hier sollen jedoch nur diejenigen Veränderungen skizzenhaft berücksichtigt werden, die in den nächsten Jahren Bedeutsamkeit erlangen werden.

Priorisierungen bei der Digitalisierung werden derzeit beeinflusst durch die finanzielle Förderung durch das Gesetz für ein Zukunftsprogramm Krankenhäuser (Krankenhauszukunftsgesetz – KHZG vom 23.10.2020). Nach § 19 *Förderfähige Vorhaben* des Krankenhauszukunftsgesetzes und § 14a Abs. 2 Satz 1 *Krankenhauszukunftsfonds* des Krankenhausfinanzierungsgesetzes (KHG) werden Digitalisierungsprojekte gefördert, die technische und informationstechnische Maßnahmen sowie personelle und räumliche Maßnahmen betreffen. Darunter sind auch solche Fördertatbestände, die helfen, die Qualität des ambulanten Operierens zu fördern. Explizit als förderfähige Projekte werden u. a. beschrieben:

- Anpassung der technischen und insbesondere der informationstechnischen Ausstattung der Notaufnahme,
- Einrichtung von Patientenportalen für ein digitales Aufnahme- und Entlassmanagement,
- Einrichtung einer durchgehenden, strukturierten elektronischen Dokumentation von Pflege- und Behandlungsleistungen,
- Einrichtung teil- oder vollautomatisierter klinischer Entscheidungsunterstützungssysteme,
- Einrichtung eines krankenhausinternen digitalen Prozesses zur Anforderung von Leistungen und
- informationstechnische, kommunikationstechnische und robotikbasierte Anlagen, Systeme oder Verfahren oder räumlicher Maßnahmen, die Ärztinnen und Ärzte im Rahmen von Operationen unterstützen.

Mit Projekten zu diesen Themen werden Prozesse beeinflusst und im besten Fall patientenorientiert und wirtschaftlich moduliert. Selbstverständlich werden durch jegliche Digitalisierungsprojekte – auch jene, die nicht eine Projektförderung erfahren – Prozesse mit den entsprechenden Auswirkungen verändert. Das Gesetz und die daraus resultierenden Veränderungen bewirken jedoch in nahezu jedem deutschen Krankenhaus einen Digitalisierungsschub. Dieser sollte jedoch nicht nur aus der Perspektive der IT-technischen Unterstützung betrachtet werden. Er bietet eine großartige Chance, Prozesse vor ihrer Abbildung in Software kritisch zu hinterfragen. Dafür bilden die Methoden des Qualitätsmanagements eine gute Grundlage.

8.1 Telemedizinische Anwendungen

Fernbehandlungen standen in Deutschland aus rechtlicher Sicht lange Zeit der gewissenhaften medizinischen Berufsausübung und dem gesundheitssystemischen Organisationsprinzip entgegen. Das gründete darauf, dass Diagnostik und Therapie nur an einem Ort stattfinden durften, an dem sich Arzt und Patient gemeinsam aufhielten. Damit sollte das besondere Vertrauensverhältnis und die direkte Kommunikation zwischen beiden Parteien gewährleistet werden. Auch sollten während der Konsultation visuelle und körperliche Untersuchungen sowie der fachgerechte Einsatz medizinischer Apparate gewährleistet und damit die besondere medizinische Sorgfaltspflicht bei der Behandlung von Patienten abgesichert werden. Das bedeutet jedoch nicht, dass jegliche Behandlungsschritte im unmittelbaren Kontakt realisiert werden müssen.

Durch den wissenschaftlich-technischen Fortschritt und die sich daraus ergebenden technischen Möglichkeiten und die zunehmend arbeitsteiligen Abläufe können einzelne Elemente des Behandlungsprozesses längst auch ohne unmittelbaren Kontakt gewissenhaft realisiert werden. Über diese einzelnen Prozessschritte finden sich inzwischen vielfältige telemedizinische Ansätze, bisher jedoch eher als Einzelbeispiele und Insellösungen.

Solche telemedizinischen Anwendungen (TMA) kommen in verschiedener Ausprägung vor. Darunter werden nicht nur die Telekonsultationen oder Videosprechstunden zwischen Arzt und Patient verstanden. Dazu gehören auch Besprechungen zwischen Ärzten und anderen an der Behandlung beteiligten Fachkräften untereinander z. B. durch Telekonsile oder Online-Fallkonferenzen. Aber auch Anwendungen, bei denen medizinische Daten übertragen werden, gehören dazu. All diese Formen werden als neue telemedizinische Behandlungsleistungen bezeichnet. Sie verändern zwar augenscheinlich lediglich die Art und Weise der Kommunikation und Datenübertragung zwischen Ärzten und Patienten oder der Ärzte untereinander. Trotzdem bedingen sie aber andere Prozesse für die Vorbereitung, Durchführung und Nachbereitung, die stabil und hinsichtlich des Datenschutzes, der Datensicherheit und Prozesssicherheit zuverlässig gelingen müssen. Sie müssen aber auch Anschluss finden an die weiterhin nicht virtuell stattfindenden Prozessanteile.

Alle TMA benötigen eine zuverlässige und leistungsstarke Internetverfügbarkeit. In ländlichen Regionen, die von medizinischer Unterversorgung stärker betroffen sind, werden einerseits mit telemedizinischen Ansätzen besondere Hoffnungen bezüglich der Versorgungsverbesserung verknüpft. Andererseits sind gerade diese Regionen häufig von einer schwachen Netzabdeckung betroffen. Sicherheitstechnische Anforderungen an solche Videokommunikationsdienste, die der Datenschutz-Grundverordnung entsprechen, sind im Bundesmantelvertrag definiert, Zertifizierungsverfahren etabliert und Listen mit zertifizierten Diensten verfügbar. Diese müssen sachgerecht für alle Formen der TMA zur Verfügung stehen.

8.1.1 Arzt-Patient-Kommunikation

Für Videosprechstunden sollte ein spezifisches Konzept für die Gesprächsführung und Nachverfolgung des Krankheitsverlaufs erarbeitet und geschult werden. Gerade wenn es auch für Notfälle angewendet wird, ist eine spezifische Form der Triage zu nutzen, die es ermöglicht, den aktuellen Zustand des Patienten und die Behandlungsbedürftigkeit sicher einzuschätzen. Sind dafür kommunikative Standards definiert, können für Teile der Kommunikation KI-gesteuerte Chatbots zum Einsatz kommen, bis eine medizinische Beratung notwendig ist, die dann persönlich erfolgt. Ein entsprechendes Informations- und Dokumentationssystem ist zu entwickeln und mit einem Konzept zum Qualitätsmonitoring zu verbinden. Gerade wenn solche Angebote über die üblichen Tageszeiten hinaus erreichbar sind, können sie für Patienten attraktiv sein.

8.1.2 Patient-Arzt-Datenübertragung

Besondere Potenziale, aber auch Herausforderungen haben TMA, bei denen Teilnehmende nicht nur miteinander kommunizieren, sondern auch medizinisch relevante Daten erhoben, übermittelt und analysiert werden können, um die Situation aus der Distanz genauer erfassen, Befunde erstellen und erforderliche Behandlungsschritte veranlassen zu können.

Solche telemedizinischen Ansätze – wie z. B. das regelmäßige Telemonitoring von Implantatdaten bei Menschen mit Herzinsuffizienz, um bei Gefährdungslagen früher intervenieren zu können – bringen neue Untersuchungs- und Behandlungsmethoden (NUB) hervor. Bei diesen Telemonitoring-Konzepten setzen Patienten Messgeräte und Apps ein. Dafür genutzte Geräte oder Software müssen als Medizinprodukte zertifiziert sein. Geregelt werden muss u. a., an wen in der Organisation die mit dem Monitoring erhobenen Daten weitergeleitet werden, wie häufig bzw. zu welchen Zeitpunkten die Über- oder Unterschreitung von festzulegenden Grenzwerten geprüft werden oder ob ein IT-gestütztes Alarmsystem etabliert wird, wie – falls notwendig – Alarme ausgelöst werden, wie und durch wen diesen begegnet wird, wie die Datendokumentation gestaltet wird und wer Geräteausfälle erkennt und was in diesem Fall passiert. All das gilt es in einer Konzeptphase und auch bei der Umsetzung zu beachten. Solche Anwendungen müssen also in die bisherigen Abläufe sicher und stabil integriert werden. Da es kein offizielles, spezifisches Qualitätsmonitoring für TMA gibt, sollten einrichtungsintern geeignete Kennzahlen erhoben werden.

8.1.3 Doc2Doc-Ansätze

Wieder andere telemedizinische Ansätze verändern die Form der Zusammenarbeit medizinischer Fachkräfte untereinander und dies auch über Einrichtungsgrenzen hinweg. Sie führen zu neuen Versorgungsformen, wie z. B. dem Aufbau telemedizinischer Netzwerke, bei denen Mitarbeitende spezieller Zentren teilnehmende medizinische Einrichtungen regelmäßig bei der Behandlung unterstützen. Auch hier braucht es speziell auf die Rahmenbedingungen abgestimmte Prozesse, die definiert und umgesetzt werden müssen.

Vorreiter für solche TMA ist die teleradiologische Zusammenarbeit, die es inzwischen in zahlreichen Netzen gibt. Da die 24/7-Verfügbarkeiten fachärztlicher Qualifikation zur Beurteilung von Befunden nicht überall personell und kostendeckend darstellbar ist, hat sich diese Form der Zusammenarbeit inzwischen vielerorts durchgesetzt. Im Rahmen der Krankenhausreform ist darauf zu achten, ob diese bewährte Form der Zusammenarbeit den definierten Strukturvoraussetzungen des KHVVG entspricht. So sind für einige Leistungsgruppen, wie z.B. Leistungsgruppe 34 *Tiefe Rektumeingriffe*, Vorgaben für die am Standort vorzuhaltenden radiologischen Dienstleistungen definiert, die jedoch auch teleradiologische Befundung zulassen. Für andere Leistungsgruppen, wie z.B. 52 *Neurochirurgie* und 54 *Stroke Unit*, stellt es ein Auswahlkriterium dar, wenn ein Facharzt für Radiologie mit Schwerpunktspezialisierung Neuroradiologie am Standort vorhanden ist. Für andere Leistungsgruppen, wie 27 *Spezielle Traumatologie* oder 30 *Bariatrische Chirurgie*, ist jedoch eine teleradiologische Befundung explizit nicht erwähnt und damit nicht zulassen.

9 Eine Zukunftsvision für das Qualitätsmanagement

9.1 Von welchen Rahmenbedingungen sollten wir ausgehen können?

Als Qualität wird die Erfüllung von Anforderungen wahrgenommen. Ein Produkt oder eine Dienstleistung muss den erreichbaren Nutzen für den Kunden erbringen. Das in den letzten Jahren häufig diskutierte Konzept »Value Based Care (VBC)« bietet geeignete Denkanstöße für die Weiterentwicklung der Gesundheitsversorgung. Mit VBC soll das Gesundheitssystem auf den Nutzen für Patientinnen und Patienten ausgerichtet werden. Dies war auf Organisationsebene schon immer auch das Ziel jedes Qualitätsmanagementsystems.

Value Based Care postuliert einen Wettbewerb, in dem sich Leistungserbringer in Netzwerken organisieren und dafür belohnt werden, wenn sie für definierte Patientengruppen besonders gute Gesundheitsergebnisse zu möglichst geringem Aufwand erzielen. Die Vergütung erfolgt dabei nicht allein mengenbezogen, sondern berücksichtigt insbesondere auch Qualitätsaspekte basierend auf kontinuierlicher Ergebnismessung. Der Wettbewerb um Value hat Konsequenzen auf allen Ebenen der Gesundheitsversorgung: auf Versorgungsstrukturen und Prozesse und auch auf die Vergütung.

Für die Beschreibung eines Zukunftsszenarios muss man ein paar Prämissen postulieren. Hier der Versuch, die aktuellen Entwicklungslinien in diesem Sinne weiterzudenken:

- In Deutschland sind die Ideen des VBC in die Gestaltung der Gesundheitsversorgung und die Aktivitäten der Selbstverwaltung eingeflossen. Somit sind die Sektorengrenzen gefallen.
- Krankenhäuser haben sich zu Gesundheitszentren mit einer umfangreichen, bedarfsorientierten Angebotspalette entwickelt.
- Zur Steuerung der Versorgung werden in Gesundheitszentren bzw. durch Hausärzte Gatekeeper-Funktionen wahrgenommen.
- Pflegeeinrichtungen und andere Schnittstellenpartner bieten durch den Anschluss an die Telematikinfrastruktur gute Voraussetzungen für workflowunterstützte Zusammenarbeit und technische Interoperabilität.
- Die heutigen Versorgungsformen wurden gestrafft; Fachärzte bieten ihre Leistungen überwiegend in Gesundheitszentren mit koordinierten stationären Versorgungsangeboten an.

- Medizinisch-pflegerisch-therapeutische Versorgung wird am regionalen und individuellen Bedarf orientiert.
- Pflegende und therapeutisch Tätige haben angemessene Freiräume für selbständige Leistungsangebote.
- Die Gesundheitskompetenz der Bevölkerung ist durch schulische Ausbildung und entsprechende Förderprogramme gestiegen.
- BIG Data, Künstliche Intelligenz (KI) und algorithmische Verfahren beeinflussen medizinische Verfahren nachhaltig. Die dazu notwendigen, im Rahmen der Patientenbehandlung anfallenden Daten können unter definierten Bedingungen umfassend und vernetzt für Qualitätssicherung und Versorgungsforschung genutzt werden.
- Gesundheitseinrichtungen und Gesundheitsdienstleitungen sind umfassend digitalisiert.

9.2 Was das für das Qualitätsmanagement bedeuten könnte

Qualitätsmanagement (QM) im Sinne der DIN EN ISO 9001 beschreibt den wichtigsten Rahmen für die Qualitätsfähigkeit einer Organisation. Die heute existierende Qualitätsmanagement-Richtlinie des G-BA bildet eine unzureichende Vorgabe für das QM-System eines Gesundheitszentrums der Zukunft. Sie kann also nur als Minimalstandard eines QM-Systems verstanden werden (G-BA 2024). Eines der zentralen Anliegen von Qualitätsmanagement ist die Ausrichtung von Dienstleistungen auf den Kunden. Patientinnen und Patienten sind die Hauptkunden von Gesundheitseinrichtungen. Der Hauptnutzen für sie ist eine gute Ergebnisqualität, wie sie zentraler Punkt im VBC-Konzept ist. Deshalb kommt den Instrumenten, die dies fördern, besondere Bedeutung zu.

Insbesondere enthält eine Vorgabe für das Qualitätsmanagement in Gesundheitszentren der Zukunft konkrete Vorgaben für den Umgang mit

- Kennzahlen und deren Ergebnissen,
- der systematischen Umsetzung von evidenzbasierter Medizin und Pflege, verankert und getrieben durch workflowunterstützende Systeme,
- der professionellen Analyse von Abweichungen vom geplanten medizinischen Behandlungspfad, komplikationsbehafteten Behandlungsfällen und sicherheitsrelevanten Events mit interdisziplinären und interprofessionellen Morbiditäts- und Mortalitätskonferenzen, Fallanalysen und Beteiligung an Peer-Review-Verfahren,
- der konsequenten, raschen und nachhaltigen Umsetzung von Verbesserungspotenzialen mit Vorgehensweisen des systematischen Prozess- und Projektmanagements,

- partizipativer Entscheidungsfindung im Sinne von Shared Decision Making, schriftlich oder mündlich formuliertem Patientenwillen und medizinischer Ethik,
- auf diese Ziele ausgerichteter Aus-, Weiter- und kontinuierliche Fortbildung aller an der Behandlung unmittelbar beteiligten Berufsgruppen.

All das wird unterstützt von qualifiziertem Personal für Qualitätssicherung und -management sowie klinischem Risikomanagement, das die überall vorhandenen workflowunterstützenden Systeme im Dialog mit klinischen Experten durch die weitgehend automatisierte Datensammlung und -verarbeitung permanent anzupassen versteht. QM-verantwortliches Personal verfügt über umfangreiche Kenntnisse und Fähigkeiten in Changemanagement, Prozessmanagement mit den IT-gestützten Tools für Prozessmodulation, Projektmanagement, Lean Management mit Wertstromanalyse und -design und Kaizen-Prinzipien. Der Umgang mit Instrumenten wie der evidenzbasierten Medizin und Pflege und daraus abgeleiteten Leitlinien und Standards gehört ebenso zu ihrem Alltag wie Kennzahlenentwicklung, -analyse und -bewertung.

9.3 Datengestützte Qualitätssteuerung

Die Erhebung von Behandlungsdaten und ihre Auswertung ist eine wesentliche Voraussetzung für die Qualitätsbeurteilung. Der datengestützten Qualitätssicherung kommt also auch in Zukunft immer noch eine große Bedeutung zu. Sie wird allerdings aufgrund der bis dahin geschaffenen Möglichkeiten der Dateninteroperabilität unmittelbar und ohne Systembrüche zur Qualitätssteuerung genutzt.

Die Datengewinnung basiert zukünftig nicht mehr auf händisch und zusätzlich dokumentierten Informationen. Der technische Fortschritt und ein Gesundheitsdatennutzungsgesetz ermöglichen die Gewinnung von Daten z. B. aus

- Laboruntersuchungen, diagnostischen und therapeutischen Geräten wie z. B. KI-gesteuerter Intensivüberwachung,
- KI-unterstützten diagnostischen Methoden z. B. in der Zellpathologie oder der Befundung zukünftiger bildgebender Verfahren,
- sensorunterstützten Überwachungssystemen des Gesundheitszustandes,
- Unterstützungssystemen für Patientinnen und Patienten, wie z. B. Exoskeletten, in Bekleidung integrierten kardialen Unterstützungssysteme usw.,
- einer strukturierten, datengetriebenen, lebenslangen Patientenakte.

Die datenschutzrechtlichen Vorgaben fördern die Gewinnung und Auswertung solcher Daten im Sinne von Forschung und Qualitätssicherung. Zusätzlich können sie neben den strukturierten Daten aus elektronischen Patientenakten mit longitudinalen Behandlungsdaten von Krankenkassen und aus klinischen Registern durch Methoden von Big Data und KI verbunden werden, um gleichermaßen die einrichtungsinterne Qualitätsarbeit zu unterstützen und Qualität von Gesundheitseinrichtungen im Sinne eines Qualitätswettbewerbs transparent für die Öffentlichkeit darzustellen. Die Abrechnungsdaten sind keine Datenquelle mehr, da sich die Abrechnung ohnehin automatisch aus den oben beispielhaft skizzierten, vorliegenden Daten speist.

Alternativ werden Gesundheitsnetzwerke durch Kopfpauschalen vergütet, was deren Bemühungen um die Gesundheitskompetenz der zu versorgenden Bevölkerung und die Präventionsarbeit stärkt. Der Nachweis der Teilnahme an präventiven Angeboten führt zu finanziellen Vorteilen für Patienten. Aber auch die Umsetzung exzellenter Qualität – die richtige medizinische Maßnahme auf Anhieb richtig zu erbringen und Überflüssiges zu vermeiden – wird unterstützt durch monetäre Anreize vorangetrieben.

Erkenntnisse aus solchen verarbeiteten Daten und aktuelle, fundierte wissenschaftliche Erkenntnisse fließen als Basis in workflowunterstützende Systeme ein. Leitliniengerechte Behandlung wird in Echtzeit verprobt mit geplant verlaufenden, patientenindividuellen Behandlungen. Bei nicht leitliniengerechter Behandlungsplanung machen Systeme auf den Gap aufmerksam, der durch Befunde oder den dokumentierten Patientenwillen gerechtfertigt sein muss. Überflüssige oder medizinisch obsolete Behandlungen werden vermieden und damit Qualität gesteigert und Kosten verringert.

9.4 Schlussbemerkung

Viel wird sich tun in den nächsten Monaten und Jahren – nicht nur, aber auch in der Gesundheitsversorgung. Der aktuelle Koalitionsvertrag »Verantwortung für Deutschland« zeigt, dass an die Grundzüge der in der vergangenen Legislaturperiode mit dem KHVVG und der Ambulantisierung beschlossenen, gravierenden Veränderungen der Rahmenbedingungen für Krankenhäuser und andere Gesundheitseinrichtungen angeknüpft wird und durch Nachbesserungen die Umsetzung gefördert wird (Koalitionsvertrag 2025). Schon jetzt zeichnet sich ab, dass die zunächst im KHVVG benannten Termine für Rechtsverordnungen nicht gehalten werden können. Sogar eine Verschiebung und die Erarbeitung eines zustimmungspflichtigen Gesetzes zur Weiterentwicklung wird diskutiert.

Auch wenn für eine Reihe von Vorgaben Weiterentwicklungen im Koalitionsvertrag adressiert wurden und für die Auslegung zahlreicher Anforderungen wegen dem noch nicht verabschiedeten Gesetz zur Anpassung der Krankenhausreform (Krankenhausreformanpassungsgesetz – KHAG) noch keine Klarheit besteht, ist es keine Option abzuwarten, bis alle diese Themen erstmalig oder neu gesetzlich geregelt werden.

Bei all den Veränderungen, die uns im Gesundheitssystem zweifellos bevorstehen, braucht es

- kreatives Vordenken,
- proaktives Handeln,
- mutige Lösungen,
- Experimentierfreudigkeit,
- eine gute Kenntnis der eigenen Prozesse, um sie rasch, nachhaltig, robust und zielorientiert auf neue oder veränderte Ziele ausrichten zu können und
- agile Managementmethoden,

um die Herausforderungen zu meistern – all das, um rasch auf veränderte Rahmenbedingungen reagieren zu können. Dafür ist Qualitätsmanagement gemacht, wenn es kompetent und kenntnisreich angewendet wird. Dann kann es einen wichtigen Beitrag dazu leisten, eine Einrichtung zukunftsfähig aufzustellen.

Verzeichnisse

Abkürzungsverzeichnis

AOP-Leistungen	Ambulante Leistungen nach § 115b SGB V
AWM	Arbeitsgemeinschaft der Wissenschaftlichen Medizinischen Fachgesellschaften e.V.
BÄK	Bundesärztekammer
BfArM	Bundesinstitut für Arzneimittel und Medizinprodukte
BGB	Bürgerliches Gesetzbuch
BMG	Bundesministerium für Gesundheit
BMJ	Bundesministerium der Justiz
DKG	Deutsche Krankenhausgesellschaft e. V.
DRG	Diagnosis Related Groups
G-BA	Gemeinsamer Bundesausschuss
GKV-SV	Spitzenverband der gesetzlichen Krankenkassen
Hybrid-DRG-V	Verordnung zu einer speziellen sektorengleichen Vergütung
IfSG	Gesetz zur Verhütung und Bekämpfung von Infektionskrankheiten beim Menschen – Infektionsschutz-Gesetz
InEK	Institut für das Entgeltsystem im Krankenhaus GmbH
KBV	Kassenärztliche Bundesvereinigung
KHPflEG	Krankenhauspflegeentlastungsgesetz
KHTG	Krankenhaustransparenzgesetz
KHVVG	Krankenhausversorgungsverbesserungsgesetz
LOPS-Richtlinie	Richtlinie des Medizinischen Dienstes Bund nach § 283 Abs. 2 Satz 1 Nummer 3 SGB V
LPA	Layerd Process Audits
MD	Medizinischer Dienst
MVZ	Medizinisches Versorgungszentrum
PCCL	Patient Clinical Complexity Level
PKV-Verband	Verband der Privaten Krankenversicherung e. V.
PpUGV	Pflegepersonaluntergrenzen-Verordnung
QM-Richtlinie	Richtlinie über grundsätzliche Anforderungen an ein einrichtungsinternes Qualitätsmanagement für Vertragsärztinnen und Vertragsärzte, Vertragspsychotherapeutinnen und Vertragspsychotherapeuten, medizinische Versorgungszentren, Vertragszahnärztinnen und Vertragszahnärzte sowie zugelassene Krankenhäuser – QM-RL

SDM Shared Decision Making
SGB V Sozialgesetzbuch V
SÜV Sektorenübergreifende Versorgungseinrichtungen

Abbildungsverzeichnis

Literaturverzeichnis

Aktionsbündnis Patientensicherheit e.V. (2023): Die APS-Never-Event-Liste; URL: https://www.aps-ev.de/handlungsempfehlung/258292; Zugriff 25.05.2025

AOK-Bundesverband (2025): Über das Projekt STATAMED; URL: https://www.aok.de/gp/innovationsfondsprojekt-statamed/statamed-im-ueberblick/zielsetzung-und-projektablauf/projekt; Zugriff 28.02.2025

Barmer GEK (2022): Ambulantisierungspotenzial bei jeder zehnten Klinikbehandlung, URL: https://www.kma-online.de/aktuelles/klinik-news/detail/ambulantisierungspotenzial-bei-jeder-zehnten-klinikbehandlung-47518; Zugriff 05.09.2025

Barmer Institut (2022): Jeder zehnte stationäre Fall ist ambulant behandelbar, in kma – Klinik Management aktuell 2022; 27(06): 11, Georg Thieme Verlag KG, Stuttgart 10.06.2022

Bayerische Krankenhausgesellschaft e. V. (2023): Bayerische Krankenhäuser bauen gemeinsam eine interoperable Plattform für die Patientenportale – und das ist erst der Anfang; URL: https://www.bkg-online.de/aktuelles/news/detail/bayerische-krankenhaeuser-bauen-gemeinsam-eine-interoperable-plattform-fuer-die-patientenportale-und-das-ist-erst-der-anfang; Zugriff 17.05.2025

Bundesamt für Justiz – Kompetenzzentrum Rechtsinformationssystem des Bundes: Gesetz zur wirtschaftlichen Sicherung der Krankenhäuser und zur Regelung der Krankenhauspflegesätze; URL: https://www.gesetze-im-internet.de/khg/BJNR010090972.html; Zugriff 29.05.2025

Bundesärztekammer: Gesetz zur Verbesserung der Rechte von Patientinnen und Patienten; URL: www.bundesaerztekammer.de/fileadmin/user_upload/_old-files/downloads/Patientenrechtegesetz_BGBl.pdf; Zugriff 25.05.2025

Bundesärztekammer (2011): (Muster-)Berufsordnung für die in Deutschland tätigen Ärztinnen und Ärzte – MBO-Ä; URL: https://www.bundesaerztekammer.de/fileadmin/user_upload/_old-files/downloads/MBO_08_20112.pdf; Zugriff 08.06.2025

Bundesärztekammer (2025b): Leitfaden Ärztliches Peer Review, URL: https://www.bundesaerztekammer.de/fileadmin/user_upload/BAEK/Themen/Qualitaetssicherung/BAEK_Leitfaden_Peer_Review_Version_2025-04-07.pdf; Zugriff 29.09.2025

Bundesärztekammer (2016): Methodischer Leitfaden Morbiditäts- und Mortalitätskonferenzen (M & MK); URL: https://www.bundesaerztekammer.de/fileadmin/user_upload/downloads/pdf-Ordner/QS/M_Mk.pdf; Zugriff 05.10.2024

Bundesärztekammer (2025a): Ärztliches Personalbemessungssystem (ÄPS-BÄK); URL: https://www.bundesaerztekammer.de/themen/aerzte/aeps-baek; Zugriff 14.04.2025

Bundeskanzleramt (2024): 2. Stellungnahme des ExpertInnenrates »Gesundheit und Resilienz« »Resilienz, Innovation und Teilhabe«; URL: https://www.bundesregierung.de/resource/blob/975196/2299664/547bb80c349fd4a46b74d17928eba02d/2024-07-18-expertinnenrat-stellungnahme-2-data.pdf?download=1; Zugriff 16.04.2025

Bundesministerium für Gesundheit (BMG): Bundes-Klinik-Atlas, URL: https://bundes-klinik-atlas.de; Zugriff 07.01.2025

Bundesministerium für Gesundheit (BMG): Gesetz für ein Zukunftsprogramm Krankenhäuser (Krankenhauszukunftsgesetz – KHZG) vom 23.10.2020, Bundesgesetzblatt Jahrgang 2020 Teil I Nr. 48, Bonn 28.10.2020, URL: https://www.bundesgesundheitsministerium.de/fileadmin/Dateien/3_Downloads/Gesetze_und_Verordnungen/GuV/K/bgbl1_S.2208_KHZG_28.10.20.pdf; Zugriff 29.05.2025

Bundesministerium für Gesundheit (BMG): Gesetz zur Förderung der Qualität der stationären Versorgung durch Transparenz, URL: https://www.bundesgesundheitsministerium.de/service/gesetze-und-verordnungen/detail/krankenhaustransparenzgesetz.html; Zugriff 17.02.2025

Bundesministerium für Gesundheit: Verordnung zu einer speziellen sektorengleichen Vergütung; URL: https://www.bundesgesundheitsministerium.de/service/gesetze-und-verordnungen/detail/hybrid-drg-v.html; Zugriff 25.05.2025)

Bundesministerium für Gesundheit (BMG): Verordnung über die Maßstäbe und Grundsätze für die Bemessung des Personalbedarfs in der stationären Krankenpflege; URL: https://www.bundesgesundheitsministerium.de/service/gesetze-und-verordnungen/detail/pflegepersonalbemessungsverordnung-ppbv.html; Zugriff 15.04.2025

Bundesministerium für Gesundheit: Gesetz zur Anpassung der Krankenhausreform (Krankenhausreformanpassungsgesetz – KHAG); Referentenentwurf 05.08.2025; URL: https://www.bundesgesundheitsministerium.de/service/gesetze-und-verordnungen/detail/krankenhausreformanpassungsgesetz.html; Zugriff 05.09.2025

Bundesministerium für Gesundheit (BMG) (2023): Siebente Stellungnahme und Empfehlung der Regierungskommission für eine moderne und bedarfsgerechte Krankenhausversorgung -Weiterentwicklung der Qualitätssicherung, des Qualitäts- und des klinischen Risikomanagements (QS, QM und kRM) Mehr Qualität – weniger Bürokratie; URL: https://www.bundesgesundheitsministerium.de/fileadmin/Dateien/3_Downloads/K/Krankenhausreform/BMG_Stellungnahme_7_Qualitaetssicherung_QM_kRM_Transparenz_und_Entbuerokratisierung.pdf; Zugriff 08.06.2025

Bundesministerium für Gesundheit (BMG) (2024): Zehnte Stellungnahme und Empfehlung der Regierungskommission für eine moderne und bedarfsgerechte Krankenhausversorgung – Überwindung der Sektorengrenzen des deutschen Gesundheitssystems; URL: https://www.bundesgesundheitsministerium.de/fileadmin/Dateien/3_Downloads/K/Krankenhausreform/BMG_Regierungskommission_10te_Stellungnahme_Ueberwindung_der_Sektorengrenzen.pdf; Zugriff 08.01.2025

Bundesministerium für Justiz: Gesetz für sichere digitale Kommunikation und Anwendungen im Gesundheitswesen sowie zur Änderung weiterer Gesetze, Bundesgesetzblatt Jahrgang 2015 Teil I Nr. 54, 2015, URL: https://www.bgbl.de/xaver/bgbl/start.xav?startbk=Bundesanzeiger_BGBl&jumpTo=bgbl115s2408.pdf#__bgbl__%2F%2F*%5B%40attr_id%3D%27bgbl115s2408.pdf%27%5D__1728114695311; Zugriff 05.10.2024

Bundesministerium der Justiz: Gesetz zur Verbesserung der Versorgungsqualität im Krankenhaus und zur Reform der Vergütungsstrukturen (Krankenhausversorgungsverbesserungsgesetz – KHVVG); Bundesgesetzblatt Nr. 400 veröffentlicht am 11.12.2024; URL: https://www.recht.bund.de/bgbl/1/2024/400/VO.html; Zugriff 07.01.2025

Bundesministerium der Justiz: Pflegepersonaluntergrenzen-Verordnung vom 09.11.2020 (BGBl. I S. 2357), die zuletzt durch Artikel 5a des Gesetzes vom 05.12.2024 (BGBl. 2024 I Nr. 400) geändert worden ist; URL: https://www.gesetze-im-internet.de/ppugv_2021/BJNR235700020.html; Zugriff 14.04.2025

Bundesverband Geriatrie e.V. (2025): Dringender Korrekturbedarf bei der Definition der Leistungsgruppe Geriatrie, URL: https://www.bv-geriatrie.de/newsroom/meldungen/907-dringender-korrekturbedarf-bei-der-definition-der-leistungsgruppe-geriatrie.html; Zugriff 25.02.2025

Bundesverband Medizintechnologie e.V. (2020): Studie zu Kliniken: Ambulantisierungspotenzial von bis zu 6 Milliarden Euro URL: https://www.bvmed.de/de/bvmed/publikationen/bvmed-newsletter/medtechnews-200810/studie-kliniken-haben-ambulantisierungspotenzial-von-bis-zu-6-milliarden-euro; Zugriff 26.03.2025

CDU, CSU und SPD (2025): Verantwortung für Deutschland – Koalitionsvertrag zwischen CDU, CSU und SPD 21. Legislaturperiode (2025); URL: https://www.spd.de/fileadmin/Dokumente/Koalitionsvertrag2025_bf.pdf; Zugriff 10.05.2025

Charité – Universitätsmedizin Berlin (2025 o.D.): Patient-Reported Outcome Measures and Health-Related Quality of Life, URL: https://studycenter.charite.de/promis; Zugriff 08.01.2025

Deutsche Krankenhausgesellschaft e.V. (DKG): Spezielle sektorengleiche Vergütung (Hybrid-DRG); URL https://www.dkgev.de/themen/finanzierung-leistungskataloge/spezielle-sektorengleiche-verguetung-hybrid-drg; Zugriff 25.05.2025

Deutsche Krankenhausgesellschaft e.V. (DKG): Vereinbarung zur Umsetzung des Abrechnungsverfahrens der speziellen sektorengleichen Vergütung gemäß § 115 f SGB V (Hybrid-DRG) im Rahmen der Datenübermittlung gemäß § 301 Abs. 1 und 2 SGB V (Hybrid-DRG-Umsetzungsvereinbarung) vom 06.02.2024; URL: https://www.dkgev.de/fileadmin/default/Mediapool/2_Themen/2.2_Finanzierung_und_Leistungskataloge/2.2.4._Spezielle_sektorengleiche_Verguetung__Hybrid-DRG_/Hybrid-DRG-Umsetzungsvereinbarung_vom_06.02.2024.pdf; Zugriff 29.05.2025

Deutsche Krankenhausgesellschaft e.V. (DKG) (2021): Muster zur Dokumentation der Übergangspflege; URL: https://www.dkgev.de/themen/finanzierung-leistungskataloge/stationaere-verguetung/uebergangspflege-im-krankenhaus; Zugriff 09.06.2025

Deutsche Krankenhausgesellschaft e.V. (DKG) (2022): DKG-Positionspapier zur Förderung der Ambulantisierung im stationären Versorgungsbereich – Einführung von Hybrid-DRGs und klinisch-ambulanten Leistungen; URL: https://www.dkgev.de/fileadmin/default/Mediapool/1_DKG/1.3_Politik/Positionen/DKG_Positionspapier_Foerderung_der_Ambulantisierung_Juni2022.pdf; Zugriff 29.05.2025

Deutsche Krankenhausgesellschaft e.V. (DKG) (2023): Anwendungsvorschriften für die Pflege-Personalregelung 2.0; URL: https://www.dkgev.de/fileadmin/default/Mediapool/2_Themen/2.5._Personal_und_Weiterbildung/2.5.0._PPR_2.0/RS297-21_Anlage_1_Nutzungshinweise_PPR_2.0.pdf; Zugriff 10.05.2025

Deutsche Krankenhausgesellschaft e.V. (DKG) (2025): Vertrag nach § 115b Abs. 1 SGB V – Ambulantes Operieren, sonstige stationsersetzende Eingriffe und stationsersetzende Behandlungen im Krankenhaus (AOP-Vertrag); URL: https://www.dkgev.de/fileadmin/default/Mediapool/2_Themen/2.2_Finanzierung_und_Leistungskataloge/2.2.3._Ambulante_Verguetung/2.2.3.2._Ambulantes_Operieren_115b_SGB_V/Vertrag_ambulante_Operationen_und_stationsersetzende_Eingriffe_2025.pdf; Zugriff 29.05.2025

Deutsche Schmerzgesellschaft e.V. (2025): Krankenhausreform bedroht die Schmerzmedizin – Gemeinsame Stellungnahme der Deutschen Schmerzgesellschaft e.V., des Berufsverbands der Ärzte und Psychologischen Psychotherapeuten in der Schmerz- und Palliativmedizin in Deutschland e.V. (BVSD), der Arbeitsgemeinschaft nicht-operativer orthopädischer manualmedizinischer Akutkliniken e.V. (ANOA) und des Berufsverbands für Physikalische und Rehabilitative Medizin (BVPRM); URL: https://www.schmerzgesell

schaft.de/topnavi/news-presse/stellungnahmen/stellungnahmen-einzelansicht?tx_ttnews%5Btt_news%5D=1134&cHash=c0bbd4f7a22aa53b03d881e4500a62ea; Zugriff 10.05.2025

DIN EN ISO 19011–2018–10 – Leitfaden zur Auditierung von Managementsystemen (ISO 19011:2018), Berlin 2018, Beuth Verlag

Freie und Hansestadt Hamburg (2021): Zwischenfortschreibung 2021–2023 – Krankenhausplan der Freien und Hansestadt Hamburg; URL: https://www.hamburg.de/resource/blob/34582/7751d9205fa2b4dab3ed9e86c2f67652/krankenhausplan-zwischenfortschreibung-2021-2023-data.pdf; Zugriff 01.06.2025

Friedrich, J., Tillmanns, H. (2016): Ambulante Operationen im Krankenhaus. In: Klauber, J., Geraedts, M., Friedrich, J., Wasem, J. (Hrsg.) Krankenhaus-Report 2016, S. 131

Gemeinsamer Bundesausschuss (2024): Richtlinie des Gemeinsamen Bundesausschusses über grundsätzliche Anforderungen an ein einrichtungsinternes Qualitätsmanagement für Vertragsärztinnen und Vertragsärzte, Vertragspsychotherapeutinnen und Vertragspsychotherapeuten, medizinische Versorgungszentren, Vertragszahnärztinnen und Vertragszahnärzte sowie zugelassene Krankenhäuser; URL: https://www.g-ba.de/richtlinien/87, Berlin 2024; Zugriff 29.05.2025

Gemeinsamer Bundesausschuss (2025): Richtlinie des Gemeinsamen Bundesausschusses nach § 137 Abs. 3 SGB V zu Kontrollen des Medizinischen Dienstes nach § 275a SGB V (MD-Qualitätskontroll-Richtlinie, MD-QK-RL); URL: https://www.g-ba.de/downloads/62-492-3780/MD-QK-RL_2025-01-16_iK-2025-04-18.pdf; Zugriff 10.05.2025

Gemeinsamer Bundesausschuss (2025): Richtlinie über die Verordnung von Krankenhausbehandlung – KE-RL, URL: https://www.g-ba.de/richtlinien/16/; Zugriff 28.08.2025

Gesellschaft für Qualitätsmanagement in der Gesundheitsversorgung e.V. (2023): Shared Decision Making – Partizipative Entscheidungsfindung, URL: https://www.gqmg.de/media/redaktion/Publikationen/Arbeitshilfen/GQMG_ABK_10._Shared_Decision_Making_20.11.23.pdf; Zugriff 05.09.2025

GKV-Spitzenverband (2004): Anlage 2 zu den Gemeinsamen Empfehlungen zum Prüfverfahren nach § 17c KHG; URL: https://www.gkv-spitzenverband.de/media/dokumente/krankenversicherung_1/amb_stat_vers/ambulantes_operieren/aop_vertrag/KH_G-AEP-Kriterien_2004-04-06.pdf; Zugriff 29.05.2025

GKV-Spitzenverband (2006): Vereinbarung von Qualitätssicherungsmaßnahmen bei ambulanten Operationen und stationsersetzenden Eingriffen einschließlich der notwendigen Anästhesien gemäß § 115b Abs. 1 Satz 1 Nr. 3 SGB V, URL: https://www.gkv-spitzenverband.de/media/dokumente/krankenversicherung_1/amb_stat_vers/ambulantes_operieren/aop_vertrag/KH_AOP_QS-Vereinbarung_115_b_Abs_1_011006.pdf; Zugriff 25.05.2025

GKV-Spitzenverband (2023): Rahmenvertrag über ein Entlassmanagement beim Übergang in die Versorgung nach Krankenhausbehandlung nach § 39 Abs. 1a SGB V (Rahmenvertrag Entlassmanagement); URL: https://www.gkv-spitzenverband.de/media/dokumente/krankenversicherung_1/amb_stat_vers/entlassmanagement/10._AendVb_Rahmenvertrag_Entlassmanagement_01.07.2023_Lesefassung_ohne_Anlagen.pdf; Zugriff 04.10.2024

GKV-Spitzenverband (2024): 12. Änderungsvereinbarung zum Rahmenvertrag über ein Entlassmanagement beim Übergang in die Versorgung nach Krankenhausbehandlung nach § 39 Abs. 1a SGB V (Rahmenvertrag Entlassmanagement), URL: https://www.gkv-spitzenverband.de/media/dokumente/krankenversicherung_1/amb_stat_vers/entlassmanagement/12._AendVb_Rahmenvertrag_Entlassmanagement_03.06.2024_Lesefassung_ohne_Anlagen.pdf; Zugriff 05.09.2025

ICHOM (o.D.): Set Resources; URL: https://www.ichom.org/patient-centered-outcome-measures/#standard-sets; Zugriff 05.10.2024

IGES Institut GmbH (2022): Gutachten nach § 115b Abs. 1a SGB V; URL: https://www.iges.com/sites/igesgroup/iges.de/myzms/content/e6/e1621/e10211/e27603/e27841/e27842/e27844/attr_objs27932/IGES_AOP_Gutachten_032022_ger.pdf, Berlin 2022; Zugriff 25.05.2025

Innovationsausschuss beim Gemeinsamen Bundesausschuss (2023): Ergebnisbericht Förderkennzeichen 01NVF17009, URL: https://innovationsfonds.g-ba.de/downloads/beschlussdokumente/374/2023-02-23_MAKING-SDM-A-REALITY_Ergebnisbericht.pdf (Zugriff 08.01.2025)

Institut für das Entgeltsystem im Krankenhaus GmbH (InEK) (2025): Leistungsgruppen-Grouper gemäß KHTG, URL: https://www.g-drg.de/leistungsgruppen-grouper-gemaess-khtg; Zugriff 25.02.2025

Institut für Qualitätssicherung und Transparenz im Gesundheitswesen (2025): Zertifikate und Siegel, URL: https://iqtig.org/qs-instrumente/bundes-klinik-atlas/zertifikaten-und-siegel; Zugriff 17.02.2025

Kassenärztliche Bundesvereinigung (2025): Einheitlicher Bewertungsmaßstab (EBM); URL: https://www.kbv.de/html/ebm.php; Zugriff 29.05.2025

kma Online (2025): Regionale Versorgung neu denken – Praxisbeispiel Ostfriesland, URL: https://www.kma-online.de/aktuelles/klinik-news/detail/ostfriesland-regionale-gesundheitsversorgung-neu-denken-53437; Zugriff 28.02.2025

Lauterbach, K. (2024): DKG-Krankenhausgipfel: Lauterbach: »Wir haben Probleme mit zwei oder drei Leistungsgruppen«, URL: https://www.bibliomedmanager.de/news/lauterbach-wir-haben-probleme-mit-zwei-oder-drei-leistungsgruppen; Zugriff 25.02.2025

Medizinischer Dienst Bund (2025): Prüfung der Qualitätskriterien von Leistungsgruppen; URL: https://www.medizinischerdienst.de/leistungserbringer/krankenhaus-1/leistungsgruppenpruefung; Zugriff 27.05.2025

National Health Service England (2018): Revised Never Events policy and framework; URL: https://www.england.nhs.uk/patient-safety/patient-safety-insight/revised-never-events-policy-and-framework/#Revised-Never-Events-policy-and-framework-and-Never-Events-list-2018; Zugriff 25.05.2025

National Quality Forum (NQF) (2011): Serious Reportable Events In Healthcare – 2011 Update: A Consensus Report, Washington, DC: NQF

Niedersächsische Staatskanzlei (2025): Neues Regionales Gesundheitszentrum (RGZ) Holzminden nimmt ab 1. April 2025 seine Arbeit auf; URL: https://www.stk.niedersachsen.de/startseite/presseinformationen/neues-regionales-gesundheitszentrum-rgz-holzminden-nimmt-ab-1-april-2025-seine-arbeit-auf-238152.html; Zugriff 26.02.2025

Regierungskommission für eine moderne und bedarfsgerechte Krankenhausversorgung (2022): Grundlegende Reform der Krankenhausvergütung, Berlin 06.12.2022

Regierungskommission für eine moderne und bedarfsgerechte Krankenhausversorgung (2023): Weiterentwicklung der Qualitätssicherung, des Qualitäts- und des klinischen Risikomanagements (QS, QM und kRM) – Mehr Qualität – weniger Bürokratie, Berlin 20.10.2023

Schrappe, W., Pfaff, H. (2017): Einführung in Konzept und Grundlagen der Versorgungsforschung. In: Pfaff H, Neugebauer E, Schrappe M, Glaeske G (Hrsg.): Lehrbuch Versorgungsforschung. Systematik – Methodik – Anwendung. S. 25–26. ISBN: 978-3-794590681

Sozialdemokratische Partei Deutschlands (SPD) (2021): Bündnis für Freiheit, Gerechtigkeit und Nachhaltigkeit – Mehr Fortschritt wagen, geschlossen 2021; URL: https://www.spd.de/fileadmin/Dokumente/Koalitionsvertrag/Koalitionsvertrag_2021-2025.pdf, Zugriff 07.01.2025

TQU International GmbH (2025 o.D.): Layerd Process Audits; URL: https://tqu-group.com/blogs/themen/layered-process-audit-lpa-excel-tool?srsltid=AfmBOoojezW3OX209_7YvV_y1a4eIg3GaviaGH9nudsJDrrSV0Rrci7Z; Zugriff 29.05.2025

Von Rath, U. (2024): Delegation – von der Praxis für die Praxis in McKinsey & Company: E-Health Monitor 2023/24, Medizinisch Wissenschaftliche Verlagsgesellschaft, Berlin 2024

Wikipedia: Expertenrat Gesundheit und Resilienz; URL: https://de.wikipedia.org/wiki/Expertenrat_Gesundheit_und_Resilienz; Zugriff 05.09.2025

World Health Organization (WHO) (2025): Quality-Health-Services, URL: https://www.who.int/news-room/fact-sheets/detail/quality-health-services; Zugriff 04.10.2024

Stichwortverzeichnis

O

P

Q

R

S

T

U

V

W

Z